はじめに

　本書は、一般臨床医のための漢方治療の入門書である。診察室の机の上や引き出しの中に入れておき、いつでも、すぐに参照できる薄い小冊子というイメージで著したものである。もちろん、自宅で寝ながらでも読める本を目指している。

　漢方を学んで20年以上になる。漢方に巡り合って、私自身も家族も漢方によって救われた。漢方の世界に入ってからの方が、医師としての治療する喜びをより多く実感している。現在、漢方薬を使わないで医師としての仕事をすることは不可能となっている。しかし、一方でこの素晴らしい漢方を、知らない、使わない医師が多数存在するということは事実であり、たいへんもったいないことだと思う。漢方の初学者の方に、漢方の世界を知り、漢方の効果を実感してもらうために、病名を根拠にして、どんどん漢方薬を使っていただきたい、と私は考えている。

　漢方は証の医学であり、証に従って治療するとか、証が重要であることを、ことさら強調する意見がある。そして、西洋医学的な病名を参考にして漢方を投与することを否定する向きもある。しかしながら私は、西洋医学的な病名も漢方薬による治療にとっては、重要な情報であると信じており、病名も1つの証であると考えている。もちろん、同病異治や異病同治などの漢方の本質を否定するものではない。なお、重症不整脈、急性心不全などの急性疾患や緊急事態においては、漢方にこだわることなく、患者の救命を第1に考え、西洋医学的治療を優先することが望ましい。また、自分には手に負えない、自分の能力を超えていると判断した場合は、速やかに漢方医学の専門医や西洋医学の専門医を紹介していただきたい。

　本書では、煎薬にも若干触れているが、エキス製剤で治療困難な場合や、漢方の初級から中級を目指す場合を考慮して、あえて記載した。読者自身の判断で、取捨選択していただきたい。

2010年3月　　　　　　　　　　　　　　　　　　　　　森　由雄

凡 例

1. 第Ⅰ部として、病名毎の漢方治療の実際を、第1選択薬を提示して紹介している。第Ⅱ部として、漢方の基礎理論を解説している。

2. 内容は、現代医学的な病名、簡単な解説、第1選択薬の漢方薬、漢方薬の解説、他の症状を伴う時の第2、第3の選択薬を提示している。

3. 読者のさらなる治療成績の向上のために、一部の疾患については、煎薬も紹介している。煎薬の記載は初めの段階では、無視していただいて結構である。

4. 疾患によっては、若干の症例を挙げている。参考にしていただきたい。

5. 本書は、病名に対する第1選択薬の漢方薬を学びながら同時に、様々な証の漢方薬を紹介しているので、結果として証に従った漢方治療を学ぶことができるように配慮されている。

6. 紹介した処方例や薬方などは、筆者の経験を基にして選択したものであり、あくまでも1つの例である。絶対この薬が良いというものではない。

7. 薬を実際に使用する場合には、保険診療の規則を遵守していただきたい。

目次 • Contents

はじめに　*i*

重要用語解説　*vii*

I. まず病名で漢方を使ってみよう　*1*

呼吸器疾患　*2*

1. 風邪に葛根湯（高齢者の風邪に麻黄附子細辛湯）　*2*
2. 吐く風邪に五苓散　*7*
3. 気管支喘息に小青竜湯　*8*
4. 慢性気管支炎に清肺湯　*11*
5. インフルエンザに麻黄湯　*13*

消化器疾患　*19*

6. 口内炎に黄連解毒湯　*19*
7. 胃炎（痛み）に安中散　*21*
8. 胃炎（もたれる）に六君子湯　*23*
9. 過敏性腸症候群に桂枝加芍薬湯　*24*
10. 慢性下痢症に真武湯　*26*
11. 潰瘍性大腸炎に大建中湯　*28*
12. 急性肝炎に茵蔯蒿湯　*30*
13. B型慢性肝炎に小柴胡湯　*31*
14. C型慢性肝炎に人参養栄湯　*33*
15. ピロリ菌感染症に呉茱萸湯　*35*
16. 慢性膵炎に柴胡桂枝湯　*37*

循環器疾患　*40*

17. 高血圧に七物降下湯　*40*
18. 不整脈（心室期外収縮）に炙甘草湯　*42*
19. うっ血性心不全に木防已湯　*45*

腎泌尿器疾患　*47*

20. 慢性腎炎に五苓散　*47*
21. 膀胱炎に猪苓湯　*48*

22 前立腺肥大症に猪苓湯　*50*

23 尿路結石症に猪苓湯　*51*

血液疾患　*53*

24 貧血に帰脾湯　*53*

25 特発性血小板減少性紫斑病に加味帰脾湯　*54*

代謝疾患　*57*

26 糖尿病に人参湯　*57*

27 高脂血症に柴胡桂枝湯　*59*

28 メタボリックシンドロームに防風通聖散　*61*

神経疾患　*64*

29 三叉神経痛に葛根湯　*64*

30 片頭痛に呉茱萸湯　*65*

31 末梢性顔面神経麻痺（ベル麻痺）に葛根湯　*67*

32 脳血管障害後遺症に桂枝加朮附湯　*68*

33 坐骨神経痛 に芍薬甘草湯合麻黄附子細辛湯　*70*

34 パーキンソン病に抑肝散　*71*

耳鼻科疾患　*73*

35 花粉症，アレルギー性鼻炎に小青竜湯
（冷え症の花粉症に麻黄附子細辛湯）　*73*

36 副鼻腔炎に葛根湯加川芎辛夷　*74*

37 めまいに苓桂朮甘湯　*76*

38 滲出性中耳炎に柴苓湯　*79*

39 特発性難聴に小柴胡湯合香蘇散　*80*

精神疾患　*83*

40 神経症に加味逍遙散　*83*

41 うつ病に加味帰脾湯　*84*

42 不眠症に酸棗仁湯　*86*

43 てんかんに柴胡桂枝湯　*88*

44 統合失調症に黄連解毒湯　*90*

運動器疾患 *92*

- **45** 五十肩に二朮湯 *92*
- **46** 変形性膝関節症に防已黄耆湯 *94*
  - ヘベルデン結節に防已黄耆湯
  - 顎関節症に防已黄耆湯
- **47** 関節リウマチに桂枝加朮附湯 *97*
- **48** こむら返りに芍薬甘草湯 *99*

婦人科疾患 *100*

- **49** 更年期障害に加味逍遙散 *100*
- **50** 不妊症に当帰芍薬散 *101*
- **51** 月経困難症に当帰建中湯 *103*
- **52** 冷え症に桂枝茯苓丸 *104*

皮膚疾患 *108*

- **53** アトピー性皮膚炎に桂枝加黄耆湯 *108*
- **54** 蕁麻疹に十味敗毒湯 *111*
- **55** にきびに清上防風湯 *112*
- **56** 掌蹠膿疱症に十味敗毒湯 *114*
- **57** いぼに麻杏薏甘湯 *115*
- **58** 円形脱毛症に小柴胡湯合桂枝加竜骨牡蛎湯 *116*
- **59** 老人性皮膚瘙痒症に当帰飲子 *118*
- **60** しもやけに当帰四逆加呉茱萸生姜湯 *119*
- **61** 帯状疱疹に五苓散 *121*

外科疾患 *123*

- **62** 痔核に乙字湯 *123*
- **63** 火傷に桂枝加竜骨牡蛎湯 *125*
- **64** 打撲に治打撲一方 *126*
- **65** がんに十全大補湯 *127*

II. 次に漢方の基礎理論を　*131*

1. 漢方の診断法－漢方では病気をどのように考えているのか　*132*

1 陰陽虚実について　*132*

　陰陽について　*132*

　虚実について　*133*

2 気、血、水について　*135*

　気－気虚、気滞　*135*

　血－瘀血、血虚　*136*

　水－水毒　*136*

3 四診について　*137*

　望診－望診一般　*137*

　望診－舌診　*139*

　聞診　*141*

　問診　*141*

　切診－脈診　*145*

　切診－腹診　*150*

2. 漢方の服薬について　*157*

　エキス剤の飲み方　*157*

　煎じ薬について　*157*

3. 漢方の瞑眩と副作用について　*159*

4. 妊婦に対する使用上の注意　*162*

処方集　*164*

処方索引　*171*

重要用語解説

- **陰陽** 陽証、陰証という場合は、病気の状態（病態）を示す。陽証の患者は、活動的で、発揚性、熱性で外部に現れる傾向がある。顔は赤く、脈は浮である。陰証の患者は、静的で、沈降性、寒性で外部に現れる傾向があまりない。陽病、陰病という時は、病気の時期（病期）を示す。陽病は体の反応力が十分ある時期、陰病は反応力の低下した時期を示す。

- **瘀血** 瘀血とは、血液の循環障害と類似した病態と考えられる。全身を正常にめぐるべき血液が局所にうっ滞して病的な状態になるという概念である。瘀血の症状としては、下腹部痛、肌荒れ、皮膚のしみ、月経異常などがある。現代医学的には、血管の閉塞性病変である脳梗塞や心筋梗塞、打撲、外傷、皮下出血、腫瘍、高脂血症、子宮内膜症、子宮筋腫などの疾患が瘀血に関係があると考えられている。

- **気** 気とは、形がなくて働きのあるものである。気とは生きる活力と言い換えてもよい。

- **気虚** 気虚はこの「生きる活力」が少なくなる状態のことで、元気のない状態である。例えば、疲れ易い、言葉に力がない、脈にも力がない状態は気虚という病態として理解される。気虚の時には、朝鮮人参を主薬とする気を補う漢方薬が治療に用いられる。

- **気滞** 気滞とは気のめぐりが悪くなった状態である。気が咽のあたりに停滞して、咽が詰まっている感じがすることがある。また、あぶった肉片が咽につかえている感じとも表現される。

- **気の上衝** 気の上衝とは、気のめぐりが障害されて、気が上に衝き上がって、のぼせ、ほてりの症状が起きてくることを言う。桂枝の配剤された桂枝加桂湯や苓桂甘棗湯が用いられる。

- **胸脇苦満** 季肋部に充満感があって苦しく、按圧すると圧痛や抵抗を認める。

- **虚実** 実証とは体力が充実した状態を言い、治療には瀉剤（病気を攻撃する薬）を用いる。虚証はその反対で体力が落ち込んで弱い状態をいう。治療には、虚証は補剤（体を補う薬）を用いる。

- **血** 血とは西洋医学的でいう血液とほぼ同じと考えてよい。

- **血虚** 血虚とは、出血や血の生成障害により血が足りなくなった病態であり、めまいや顔面蒼白などの症状がある。

- **厥陰病** 陰証で最も重篤な状態であり、重篤な冷え、下痢、嘔吐、発汗、口渇、多尿、気が心を突きあげる、胸の中が熱く疼くなどの症状を有する病気である。

- **傷寒** 急性熱病の初期で、汗がなく、悪寒、体痛、吐き気があり、脈診が緊であるもの。現代のインフルエンザなどに相当する疾患。

- **少陰病** ただ寝ていたいという症状があり、身体が冷えて下痢する病気である。

- **少陽病** 口が苦くなったり、咽が乾いたり、めまいがする病気である。

- **水** 血液以外の体液のこと。津液。

- **水毒** 水毒は、病的な体液（血液以外の）の偏在によるものである。具体的な病態としては、浮腫、うっ血性心不全、胃下垂、腎炎、胸膜炎などがある。

- **心下痞** 心窩部がつかえるという症状のこと。

- **心下痞堅** 心窩部がつかえて板のように堅く弾力がないものを指す。

- **心下痞鞕** 心窩部がつかえて抵抗感のあるもの。

- **太陰病** 腹満、嘔吐、下痢、時々腹痛などの症状がある病気である。

- **太陽病** 急性熱病の初期で、脈が浮で頭や後頚部が強ばって痛みを伴い、悪寒がする病気である。風邪の初期によく見られる病状である。

- **脱汗** 大量に発汗して汗が止まらなくなった状態をいう。麻黄湯などの発汗剤の誤った使い方によることが多い。

- **中風** 太陽病の虚証（体力が弱い人）で、発熱、発汗、悪風、脈緩の症状を有する者のこと。

- **沈脈** 軽く圧迫して触れにくく、強く圧迫すると脈がよく触れる脈のこと。

- **腹皮拘急** 左右の腹直筋が緊張した状態を指す。小建中湯、桂枝加芍薬湯、芍薬甘草湯、黄耆建中湯などを用いる目標である。

- **浮脈** 軽く橈骨動脈に触れてよく脈が触れることができ、術者の指に強く力をいれて、橈骨動脈を圧迫して橈骨にまで到達する位置で、脈が触れにくい脈のことを言う。浮脈は、病邪が身体の表面に存在することを意味する。

- **陽明病** 便秘、腹痛、腹満、口渇、大量の発汗、腹力は充実して腹部膨満する病気。

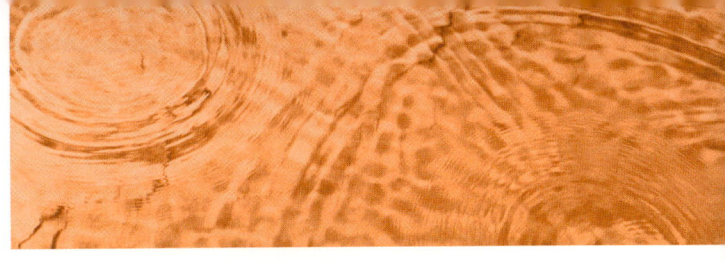

I　まず病名で漢方を使ってみよう。

　経験ある漢方医の頭の中には、疾患毎に頻用される処方が整理されている。また、病名毎の漢方の定石とも言うべきものも確かに存在する。効率よく漢方を学ぶためには、枝葉の部分にとらわれるよりは、この章で述べる漢方の定石のエッセンスを習得するとよいであろう。

- 呼吸器疾患 2
- 消化器疾患 19
- 循環器疾患 40
- 腎泌尿器疾患 47
- 血液疾患 53
- 代謝疾患 57
- 神経疾患 64
- 耳鼻科疾患 73
- 精神疾患 83
- 運動器疾患 92
- 婦人科疾患 100
- 皮膚疾患 108
- 外科疾患 123

呼吸器疾患

1. 風邪に葛根湯（高齢者の風邪に麻黄附子細辛湯） 2
2. 吐く風邪に五苓散 7
3. 気管支喘息に小青竜湯 8
4. 慢性気管支炎に清肺湯 11
5. インフルエンザに麻黄湯 13

1 風邪に葛根湯（高齢者の風邪に麻黄附子細辛湯）

　ふつうの風邪の大部分の患者に用いることができる。ふつうの風邪とは、発熱、頭痛、咳、鼻汁などの症状があり、重病の直後、がんなどの悪性腫瘍の治療直後、大手術の直後などではないことを意味する。胃腸が丈夫であり、虚弱な者でないことが、葛根湯を使用するための重要な条件である。

> **普通の人の風邪の第1選択薬：葛根湯**
> 【処方例】ツムラ葛根湯　7.5g分3食間　2日分

解説

- 葛根湯の特徴的な適応症状として、汗がない、肩こり、首の凝りがある。
- 葛根湯は、自然にじとじとと発汗している感冒には用いない。自然にじとじとと発汗している感冒には、桂枝湯を用いる。
- 葛根湯は漢方薬では発汗剤に属する薬であり、発汗させて汗とともに病邪を体外に排出し、解熱するという考えで治療するものである。
- 高齢者の風邪には麻黄附子細辛湯を用いることが多い。
- 漢方の初心者は、まず自分自身や家族で効果を確かめてみるとよい。

さらに詳しく解説

- 筆者の経験では、ふつうの風邪に葛根湯を用いてみると約7割に効果がある。風邪の第1選択薬として葛根湯は、有用な漢方薬である。筆者自身も風邪を引いた時には愛用している。通常は葛根湯エキス剤を湯に溶かして服用する。布団に入って休むと、じわーっと発汗したり、尿が多量に出て翌朝気持ちよく治癒したりすることが多い。しかし、「ふつうでない風邪」（自然に発汗している、胃腸虚弱、高齢者の風邪）には、効果は余り期待できない。

- 〔服用方法について〕葛根湯7.5g分3食間というのが保険適応の一般的服用の仕方であるが、筆者自身が風邪を引いた時には、葛根湯2.5gエキス剤を2〜3時間毎に、発汗して解熱するまでどんどんお湯に溶かして（1日最大15gまで）服用する方法を取っている。

- 葛根湯は『傷寒論』には「太陽病で首や肩が凝り、無汗、寒けがある者は、葛根湯の主治である」とある。葛根湯の1日の分の生薬は、葛根4g、麻黄3g、桂皮2g、大棗3g、生姜2g、芍薬2g、甘草2g、である。

- 葛根湯適応症状より症状の強い時（実証）で、発熱、関節痛、腰痛などの症状があり、汗の出ていない風邪は、葛根湯より発汗作用の強い麻黄湯を用いる。インフルエンザなどでは麻黄湯が効果のある場合多い。

- 自然に発汗する風邪は、虚証という「弱い風邪」であり、桂枝湯で治療する。「弱い風邪」の時は、葛根湯を用いてはならない。過剰な発汗が起こり重篤な状態になることがある。もしも、過剰な発汗が生じたら、真武湯で治療する。

- 体力の低下した高齢者や胃腸虚弱の人の風邪は、香蘇散が適応する場合がある。

高齢者、冷え症の風邪：麻黄附子細辛湯(まおうぶしさいしんとう)
　　【処方例】ツムラ麻黄附子細辛湯　7.5g分3食前　3日分

発汗している風邪：桂枝湯(けいしとう)
　　【処方例】ツムラ桂枝湯　7.5g分3食前　3日分

胃腸虚弱の人の風邪：香蘇散(こうそさん)
　　【処方例】ツムラ香蘇散　7.5g分3食前　3日分

漢方医の風邪の治療

体力がある場合（実証）
- 麻黄湯(まおうとう)：発熱、関節痛、腰痛、汗ない時。

体力がふつうの場合（中間証）
- 葛根湯(かっこんとう)：汗ない、首のこり。

体力がない場合（虚証）
- 桂枝湯(けいしとう)：汗ある時。
- 香蘇散(こうそさん)：胃腸虚弱。
- 麻黄附子細辛湯(まおうぶしさいしんとう)：冷えの強い風邪。

[参考文献]

本間行彦, 高岡和夫, 興澤宏一 他：かぜ症候群に対する麻黄細辛附子湯の有用性－封筒法による比較試験, 日本東洋医学雑誌47（10）：245-252, 1996

Column [コラム]

麻黄と葛根について

マオウ（麻黄）Ephedrae Herb

〔基原〕マオウ科 Ephedraceae の Ephedra sinica Stapf, E.intermedia Schrenk et C.A. Meyer または E.equisetina Bunge の地上茎。中国北部に自生する。

〔効能〕①発汗作用　②治喘作用　③利尿作用である。

〔解説〕①発汗作用：麻黄＋桂皮（けいひ）の組み合わせで、強力な発汗作用を有する。高熱を有するインフルエンザの患者に、大青竜湯（だいせいりゅうとう）などの麻黄と桂皮を含む方剤を投与すると速やかに発汗解熱して治癒に至ることが多い。

②治喘作用：麻黄＋甘草の２味からなる方剤の甘草麻黄湯（かんぞうまおうとう）を軽症の気管支喘息発作の時に与えると多くの例で発作が収まる。麻杏甘石湯（まきょうかんせきとう）でも同様の効果がある。

③利尿作用：急性腎炎などの浮腫に越婢加朮湯（えっぴかじゅつとう）や大青竜湯（だいせいりゅうとう）を用いると、多くの例で浮腫が改善する。

〔用量〕１日２〜６ｇを用いる。

カッコン（葛根）Puerariae Radix

〔基原〕マメ科 Pueraria lobata Ohwi（Leguminosae）の周皮を除いた根である。

〔効能〕①解熱作用　②肩こりを治す作用

〔解説〕葛根湯に配合される。肩こりの症状を有する時、基本処方に葛根を１味を加味することがある。

〔用量〕１日３〜８ｇを用いる。

症 例

37歳、男性（筆者自身）。199X年1月11日の夕方、頭痛、発熱（体温は計っていないがかなり熱感があった）、項部の痛み、咽頭痛があり、脈浮緊である。葛根湯エキス2.5g服用した。夜間に尿が多量に出た。発汗はなかった。翌朝は爽快な状態で治癒しているのがわかった。

症 例

58歳、女性。199X年5月20日、悪寒、腰痛、咽頭痛を訴えて来院した。発熱なく、咳嗽もない。いつも冷え症で、電気毛布を使っている。便秘気味である。顔色は青白く、元気のない様子で、舌にはうすい白い苔が見られる。脈は沈細である。腹力は軟であり、特別な腹証はない。陰証の感冒と診断し、麻黄細辛附子湯を服用したところ、1日分飲んで、咽頭痛はすっかりよくなって、こんなに効いた薬は初めてであるという。

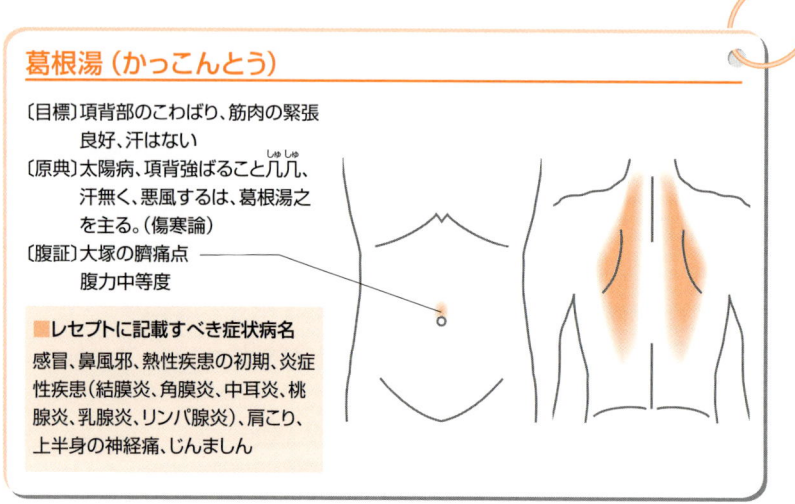

葛根湯（かっこんとう）

〔目標〕項背部のこわばり、筋肉の緊張
　　　　良好、汗はない
〔原典〕太陽病、項背強ばること几几、
　　　　汗無く、悪風するは、葛根湯之
　　　　を主る。(傷寒論)
〔腹証〕大塚の臍痛点
　　　　腹力中等度

■レセプトに記載すべき症状病名
感冒、鼻風邪、熱性疾患の初期、炎症性疾患（結膜炎、角膜炎、中耳炎、桃腺炎、乳腺炎、リンパ腺炎）、肩こり、上半身の神経痛、じんましん

> **麻黄附子細辛湯（まおうぶしさいしんとう）**
>
> 〔目標〕悪寒、微熱、脈沈細、倦怠、無気力（虚弱者や老人の感冒に用いる）
> 〔原典〕少陰病、始め之を得て、反って発熱、脈沈の者、麻黄附子細辛湯之を主る。（傷寒論）
>
> ■ レセプトに記載すべき症状病名　　感冒、気管支炎

2　吐く風邪に五苓散

　成人や小児の嘔吐下痢症に、五苓散は有効である。嘔吐を目標に様々な疾患に五苓散を応用可能である。腹痛がひどく、下痢と心窩部がつかえる時は黄芩湯が用いられる。

> **吐く風邪の第1選択薬（胃腸型感冒）：五苓散**
> 【処方例】ツムラ五苓散　7.5g分3食前　2日分
>
> **吐く風邪の第2選択薬（腹痛がひどい胃腸型感冒）：黄芩湯**
> 【処方例】三和黄芩湯　7.5g分3食前

解説

- 五苓散は、口渇があって、尿が少なく、嘔吐や下痢、発熱を伴うものに用いる。特に、水を飲んで直ぐに嘔吐してしまうものによい（漢方医学では、水逆という）。
- 発熱があり、嘔吐、腹痛があり、心窩部がつかえる、胃腸型感冒には黄芩湯を用いる場合もある。
- 吉益東洞の『方極』には「五苓散は、口渇、尿減少、或いは口渇して水を飲もうと欲し、水を飲むと則吐く者を治す」とある。

症例

　10歳、男性。主訴は発熱、頭痛、嘔吐。X年8月10日夜より、38度の発熱と頭痛があり嘔吐が2回あったという。2便は正常。首の強張りもなく、自汗があった。8月11日も発熱と頭痛と嘔吐が続いた。午後8時に往診を依頼され、診察した。口渇なく、嘔吐は食後しばらくしてから起こり、飲水後すぐには起こらない。顔は軽度の赤みがあり、舌は薄い白苔がある。脈は浮、数で、腹診は特別な所見はない。五苓散を用いた。五苓散を小匙に1杯を投与後、少し発汗して嘔吐は無くなり、翌朝、解熱して、すべての症状は消失して治癒した。

五苓散（ごれいさん）

〔目標〕口渇、尿減少、嘔吐、浮腫
〔原典〕脈浮、小便不利、微熱、消渇する者は、五苓散之を主る。（傷寒論）
〔腹証〕特にない。

■レセプトに記載すべき症状病名
浮腫、ネフローゼ、二日酔、急性胃腸カタル、下痢、悪心、嘔吐、めまい、胃内停水、頭痛、尿毒症、暑気あたり、糖尿病

3　気管支喘息に小青竜湯

　気管支喘息は、発作性に気管支が収縮するために、呼吸困難、喘鳴が起こる慢性の炎症性疾患である。発作の時の症状としては、呼吸困難、喘鳴、咳、痰がみられ、特に水毒との関連が強くみられるが、気や血の異常も重要な病因である。鼻水や泡混じりの痰がみられる時は小青竜湯、虚弱な人は苓甘姜味辛夏仁湯、発汗や口渇があれば麻杏甘石湯、胸脇苦満があれば、小柴胡湯合半夏厚朴湯を用いる。

気管支喘息の第１選択薬：小青竜湯

【処方例】ツムラ小青竜湯　9g分3食間　7日分

解説

- 小青竜湯は、体力中等度以上の気管支喘息に用いられる。虚弱で体力のない人には用いないほうがよい。虚弱な人には苓甘姜味辛夏仁湯を用いる。
- 口渇、発汗などの熱状が目立つ時には、実証であり、麻杏甘石湯を用いる。
- 腹証で胸脇苦満がみられる時には、柴胡剤（小柴胡湯、大柴胡湯）を用い、半夏厚朴湯を合方するとより良い効果が得られる。
- 気管支喘息の発作には、麻杏甘石湯を服用する。
- 胃腸の甚だしく虚弱な人は、桂枝加厚朴杏仁湯を用いるとよい。
- 小児の喘息発作は感冒を引き金にして発症することが多いので、いかに感冒にかからないようにするかが重要である。そのために、小青竜湯を長期間、服用することを勧めている。1年間服用を続けると、明らかに感冒にかかる頻度が減少する。

さらに詳しく解説

- 〔臓腑理論の立場から〕腎虚（腰痛、冷え、夜間頻尿、不妊症などの症候群）により、気管支喘息が生ずるという考え方がある。肺に取り入れられた「気」は、さらに腎臓に取り込まれるという考えがあり、呼吸に腎（漢方医学的な）が関与するというものである。腎虚により生ずる気管支喘息は、八味地黄丸で治療する。
- 〔気血水理論の立場から〕気虚（息切れ、言葉に力がない、自汗などの症候群）により、気管支喘息を生ずることがあり、その場合は、補中益気湯で治療する。

漢方医の気管支喘息の治療

体力がある場合（実証）
- 麻杏甘石湯（まきょうかんせきとう）：口渇がある時。
- 大柴胡湯合半夏厚朴湯（だいさいことうごうはんげこうぼくとう）：胸脇苦満、腹が充実している時。

体力がふつうの場合（中間証）
- 小青竜湯（しょうせいりゅうとう）：気管支喘息の第1選択薬。
- 小柴胡湯合半夏厚朴湯（しょうさいことうごうはんげこうぼくとう）：胸脇苦満、腹力は中等度。

体力がない場合（虚証）
- 苓甘姜味辛夏仁湯（りょうかんきょうみしんげにんとう）：胃腸虚弱、麻黄剤で胃が悪くなる時。
- 桂枝加厚朴杏仁湯（けいしかこうぼくきょうにんとう）：胃腸虚弱の時。

発作時（どちらを用いてもよい）
- 麻杏甘石湯（まきょうかんせきとう）
- 麻黄甘草湯（まおうかんぞうとう）（煎薬）

症 例

　52歳、男性。X年4月11日初診。小児に発症した喘息で、現在も喘息発作がある。この3週間毎日のように喘息発作が起こる。喘息の漢方薬での治療を求めて来院。脈は弦、腹証は腹力は中等度で、緊張がよく、右の腹直筋の緊張がある。小青竜湯を与えたところ、2～3日して、ほとんど喘息発作が起こらなくなった。

小青竜湯（しょうせいりゅうとう）

〔目標〕心下に水毒があり、表に邪気がある、喘鳴、咳嗽、泡沫状の痰

〔原典〕傷寒、心下に水気あり、欬して微喘し、発熱し、渇せず、湯を服し已り、渇する者は、寒去り解せんと欲するなり。小青竜湯之を主る。（傷寒論）

〔腹証〕一定のものはない。右の腹直筋の緊張あり

■ レセプトに記載すべき症状病名
気管支喘息、鼻炎、アレルギー性鼻炎、アレルギー性結膜炎、感冒、気管支炎

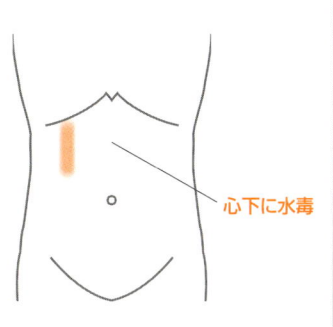

心下に水毒

4 慢性気管支炎に清肺湯（せいはいとう）

　慢性気管支炎は、ほかに肺や気管支の異常がないのに、慢性的に長期にわたって痰を伴う咳が続く病気である。一般には中年以降の男性に多く、たばこ、寒冷、塵埃への暴露、感染などにより悪化し、大気汚染とも関連があるといわれている。痰を伴う咳が主症状で、特に冬に悪化し、痰量は1日10mL以上のことが多い。痰は通常は白色から灰白色であるが、増悪時は、黄色、緑色、ときには血痰も混じることがある。西洋医学的治療は、決め手となるものはない。対症療法（鎮咳薬、去痰薬、気管支拡張薬など）や抗生物質による治療である。漢方治療では体力がない（虚証（きょしょう））か、体力がある（実証（じっしょう））かどうかを判断することが重要である。漢方治療と抗生物質を併用することも可能である。

> **慢性気管支炎の第1選択薬：清肺湯**
> 【処方例】ツムラ清肺湯　9g分3食間　7日分

解説

- 清肺湯は、粘稠な痰が多く、咳や息切れなどの症状がある時に用いる薬である。
- 体力がなく（虚証）、手足の冷えや体質が虚弱で咳が遷延する人には、桂枝湯と麻黄附子細辛湯の合方（桂姜棗草黄辛附湯）を用いる。
- 衰弱して、全身倦怠、咳のあるときには滋陰至宝湯を用いる。
- 体力があり（実証）、激しい咳と胸痛、粘稠な痰のある時には、柴陥湯を用いる。また、激しい咳、のぼせ、顔面紅潮などの症状を有する時には、麦門冬湯を用いる。

さらに詳しく解説

- 漢方薬を投与する場合は、患者の体力の状態（虚実証）を、慎重に判断することが重要である。体力がなく（虚証）衰弱して、全身倦怠などを有する時に、誤って実証に用いる薬である清肺湯を使用すると病状が増悪するので、注意する必要がある。
- 誤って清肺湯を用いて、症状が悪化した場合には、桂姜棗草黄辛附湯（桂枝湯＋麻黄附子細辛湯で代用可）や真武湯を用いて、身体を温めて治療するとよい。

漢方医の慢性気管支炎の治療

体力がある場合（実証）
- 柴陥湯：激しい咳と胸痛、粘稠な痰。
- 麦門冬湯：激しい咳、のぼせ、顔面紅潮など。
- 清肺湯：粘稠な痰が多く、咳や息切れなどがある時。

体力がない場合（虚証）

- 桂姜棗草黄辛附湯（煎薬）：手足の冷えや体質が虚弱で咳が遷延する人によく用いる（桂枝湯＋麻黄附子細辛湯で代用）。
- 滋陰至宝湯：衰弱して、全身倦怠、咳のある時。

清肺湯（せいはいとう）

〔目標〕多量の痰、咳嗽、息切れ
〔原典〕一切の咳嗽、上焦の痰盛んなるを治す。（万病回春）
〔腹証〕特別な所見はない

- レセプトに記載すべき症状病名　痰の多く出る咳

5　インフルエンザに麻黄湯

　インフルエンザは、インフルエンザウイルスによって起こる感染症である。突然に、高熱（38〜40度）や頭痛、筋肉痛、全身倦怠感などの全身症状が起こり、鼻汁、咽頭痛、咳、痰などの症状もみられる。通常の風邪と比較すると、重症感があり高熱が目立つ。乳幼児の脳症により死亡することがあり、高齢者がかかると肺炎を併発して死亡することがある。

　治療薬は、アマンタジン（A型ウイルスの表面にあるM2蛋白に作用してインフルエンザウイルスの細胞への侵入を阻止）、ザナミビル（インフルエンザウイルスのノイラミニダーゼの作用を阻害することによって、細胞内で感染増殖したウイルスが細胞外に放出されることを抑制）、オセルタミビル（ノイラミニダーゼ阻害作用を持つ）などがある。発症後48時間以内なら、オセルタミビルが有効であるとされている。治療

効果や使用しやすさからオセルタミビルが多く用いられているが、2007年にオセルタミビル服用後の異常行動が問題となり、10歳代の患者への使用が制限され、そのような中で漢方薬の麻黄湯の有効性の報告が多数行われるようになった。

> **インフルエンザの第1選択薬（発汗していない時）：麻黄湯（まおうとう）**
> 【処方例】ツムラ麻黄湯　7.5g分3食間　4日分

＊発汗の有無は、必ず、手で首や背中を触って確認する。
　発汗している時は、麻黄湯（まおうとう）、葛根湯（かっこんとう）、大青竜湯（だいせいりゅうとう）は使用しない。

解説

- 麻黄湯は、発汗していない時に用いるのが原則である。発汗の有無は、必ず、手で首や背中を触って確認する。
- 急性の熱病の治療の原則では、発汗している場合は、虚証（きょしょう）であり、桂枝麻黄各半湯（けいしまおうかくはんとう）、桂枝二越婢一湯（けいしにえっぴいちとう）（エキスでは桂枝湯（けいしとう）5g＋越婢加朮湯（えっぴかじゅつとう）2.5g）などを用いる。
- 発汗がなくて体力がある場合（実証（じっしょう））には、より重症の時には大青竜湯（だいせいりゅうとう）（エキスでは麻黄湯（まおうとう）＋麻杏甘石湯（まきょうかんせきとう））を、身体の節々が痛む時には麻黄湯を用いる。肩こりが強い時は葛根湯を用いる。
- 漢方薬の作用メカニズムについては、葛根湯について調べられている。インフルエンザウイルスが細胞に感染すると、感染した細胞からインターフェロンが誘導され、インターフェロンにより、発熱誘導物質であるインターロイキン（IL）-1αの産生が誘導され発熱が起こることが知られているが、葛根湯はインターフェロンからIL-1αへ進む段階を抑制している。（白木公康：医学のあゆみ 202：415-418, 2002）。
- 養生としては、ウイルスの侵入を許さない体力が必要であり、十分な睡眠と安静が重要である。
- 麻黄湯などの麻黄剤で発汗させる時は、少し滲む程度の発汗が良い。

もしも、麻黄湯や葛根湯を用いてだらだらと過剰な発汗をして、全身倦怠などの症状がみられる時には、真武湯(しんぶとう)や麻黄附子細辛湯(まおうぶしさいしんとう)などの附子(ぶし)の配合された薬を用いると有効な場合がある。
- インフルエンザを漢方薬のみで治療を試みる場合は、『傷寒論(しょうかんろん)』の治療原則に従って行うとよい。『傷寒論』を熟読して治療原則を会得するとよい。

漢方医のインフルエンザに対する漢方薬

体力がある場合（実証）
- 大青竜湯(だいせいりゅうとう)：発汗がなく、苦しい症状が見られる時。
- 麻黄湯(まおうとう)：発汗がなく、身体の節々が痛む時。

体力がふつうの場合（中間証）
- 葛根湯(かっこんとう)：発汗がなく、肩こりが強い時。

体力がない場合（虚証）
- 桂枝二越婢一湯(けいしにえっぴいちとう)：発汗して口渇がある時。
- 桂枝湯(けいしとう)：発汗して胃腸虚弱。
- 麻黄附子細辛湯(まおうぶしさいしんとう)：悪寒が強く、熱感が強くない時。

［注］桂枝二越婢一湯は成人では、桂枝湯5gと越婢加朮湯2.5gを合方する。
　　　大青竜湯はエキスでは麻黄湯＋麻杏甘石湯で合方する。

症　例

9歳、女性。200X年2月6日はだるそうであった。2月7日、38.2度、咳、鼻汁、無汗、だるいと訴えて来院。脈は浮で有力。インフルエンザを疑い、インフルエンザ迅速診断検査にて、A型インフルエンザ陽性であった。麻黄湯2時間毎服用として処方し、午後に発汗して解熱した。受診してから36.9度以下になった時間は、約3時間であった。2月9日に再診、咳と痰があり、胸脇苦満もあるので小柴胡湯合麻杏甘石湯を処方し、3日で治癒。

麻黄湯（まおうとう）

〔目標〕悪寒、発熱、頭痛、全身痛、汗ない、脈浮緊
〔原典〕太陽病、頭痛、発熱、身疼、腰痛、骨節疼痛、悪風、汗無くして喘する者は、麻黄湯之を主る。（傷寒論）
〔腹証〕特別な所見はない

■レセプトに記載すべき症状病名
感冒、インフルエンザ（初期のもの）、関節リウマチ、喘息、乳児の鼻閉塞、哺乳困難

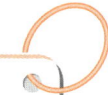

[参考文献]
1) 森　由雄：入門傷寒論, 南山堂, 2007
2) 森　由雄：2003〜2008年までにインフルエンザに対する漢方治療の経験, 漢方と最新治療18: 313-320, 2009

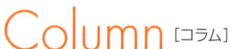

『傷寒論』の治療原則を用いたインフルエンザ治療について

　漢方においては、急性熱病の治療は、『傷寒論』の治療原則に従って行われる。『傷寒論』は、後漢の時代（西暦25年〜220年）の張仲景によって、急性熱病の診断と治療を目的として著された書物と考えられている。

　『傷寒論』では、急性熱病を太陽病、陽明病、少陽病、太陰病、少陰病、厥陰病の6の病位（ステージ）に分類している。大多数の急性熱病では、病邪が生体の体表を侵して、太陽病を発生する。時間経過とともに病邪は生体内部に侵入して少陽病を発症したり、陽明病やさらに太陰病、少陰病、厥陰病などの病気を発症すると記載されている。

　インフルエンザにおいても、『傷寒論』の治療の規則の枠組みの中

で対処することが可能である。インフルエンザの大部分は太陽病として発症し、一部は太陽病から少陽病に移行するので、太陽病と少陽病についての頻用する薬を理解するとよい。インフルエンザ治療における、太陽病の治療の原則は発汗させて、汗とともに病邪を体外へ排出させることである。

発汗剤を用いる要点は、患者がすでに自然に発汗している状態であるか、発汗していないかということである。即ち、すでに自然に発汗している状態を虚証、自然に発汗していない状態を実証と考えて、虚証の場合には、弱い発汗剤を用い、実証の場合には強い発汗剤を用いる。

自然に発汗していない場合に用いる発汗剤としては、作用の強いものから順に、大青竜湯（エキスでは麻黄湯＋麻杏甘石湯）、麻黄湯、葛根湯がある。自然に発症している場合に用いる発汗剤としては、作用の強いものから順に、桂枝二越婢一湯（口渇）、桂枝麻黄各半湯、桂枝二麻黄一湯（発汗傾向強い）などがある。

大青竜湯は、無汗で、苦しいという症状の時に用いる。麻黄湯は、無汗で、インフルエンザの第１選択薬方として用いることができる。葛根湯は、無汗で、肩こりなどを伴う時に用いる。

桂枝二越婢一湯は、発汗していて、脈は浮で有力、口渇がある時に用いる。桂枝麻黄各半湯は、発汗していて、脈は浮で有力の場合に用いる。桂枝麻黄各半湯は一部の製薬会社からはエキス剤が発売されているが、入手困難であれば桂枝湯エキスと麻黄湯エキスを１：１に混合して作ることができる。桂枝二麻黄一湯は発汗していて、脈は浮で有力で、発汗傾向強い場合に用いる。桂枝二麻黄一湯はエキス剤がないので、桂枝湯エキスと麻黄湯エキスを２：１に混合して作ることができる。また、太陽病から少陽病へ病邪が移行して、太陽病と少陽病の両方の症状が出現する場合は、太陽病と少陽病の併病

と言い、柴葛解肌湯（エキス剤では小柴胡湯加桔梗石膏と葛根湯を合方することで代用できる）を用いる。

Column [コラム]

脱汗（過剰な発汗）について

インフルエンザの初期の状態は、太陽病であり、麻黄を含む薬剤によって強力に発汗させる治療法が行われる。この場合の発汗は、汗が滲む程度に行うのが最も適切であり、病邪が汗とともに体外に排出され治癒に至るとされている。だらだらと多量に発汗させてはならないのであって、もしもアセトアミノフェンや麻黄を含む薬剤などで過剰に発汗させた時には、太陽病から少陰病に移行し、発熱は持続して脈は沈となり、いわゆるこじれた状態となる。

このような過剰に発汗させた状態は、漢方医学では脱汗と呼ばれ、すみやかに附子を含む薬剤、例えば桂枝湯に加工ブシ末を合わせたものや、真武湯、桂枝加朮附湯を服用すべきである。

[参考文献]
栄山雪路、崎山武志：インフルエンザ治療中の脱汗状態に対して桂枝加附子湯が有効であった3症例, 日本東洋医学雑誌 60：suppl. 338, 2009

消化器疾患

- 6　口内炎に黄連解毒湯 ……………………………………… *19*
- 7　胃炎（痛み）に安中散 …………………………………… *21*
- 8　胃炎（もたれる）に六君子湯 …………………………… *23*
- 9　過敏性腸症候群に桂枝加芍薬湯 ………………………… *24*
- 10　慢性下痢症に真武湯 ……………………………………… *26*
- 11　潰瘍性大腸炎に大建中湯 ………………………………… *28*
- 12　急性肝炎に茵蔯蒿湯 ……………………………………… *30*
- 13　B型慢性肝炎に小柴胡湯 ………………………………… *31*
- 14　C型慢性肝炎に人参養栄湯 ……………………………… *33*
- 15　ピロリ菌感染症に呉茱萸湯 ……………………………… *35*
- 16　慢性膵炎に柴胡桂枝湯 …………………………………… *37*

6　口内炎に黄連解毒湯（おうれんげどくとう）

　口内炎は、口腔粘膜の潰瘍であり、ベーチェット病などを除けば、良性でありふれた疾患である。

> **口内炎の第1選択薬：黄連解毒湯（おうれんげどくとう）**
> 【処方例】ツムラ黄連解毒湯　7.5g分3食前

解 説

- 黄連解毒湯（おうれんげどくとう）を内服と同時に、口内炎の病変部位に黄連解毒湯エキス剤を外用してもよい。ただし、保険診療では、黄連解毒湯エキス剤の外用使用は認められていない。
- 黄連解毒湯は、黄連（おうれん）2g、黄芩（おうごん）3g、黄柏（おうばく）1.5g、山梔子（さんしし）2gより構成されており、体格はがっしりとして体質が丈夫なものに用いることに

なっている。
- 黄連解毒湯よりも実証で便秘傾向があれば、三黄瀉心湯を用いるとよい。
- 黄連解毒湯を長期間服用する時には、煎薬では黄連解毒湯加甘草とするとよい。エキス剤では黄連解毒湯に甘草湯を少量（1日2.5g程度）加味すると良い。
- 体力がふつうの場合（中間証）で、胃のあたりのつかえと腹鳴があれば、半夏瀉心湯を用いる。
- 体力がない場合（虚証）で、胃のもたれ、食欲不振のある場合には、六君子湯を用いる。
- 虚実に関係なく、甘草湯でうがいをすると効果がある。甘草湯のエキス剤では、お湯に溶かしてうがいをする。

漢方医の口内炎の治療

体力がある場合（実証）
- 黄連解毒湯：のぼせ、いらいらの症状がある時。

体力がふつうの場合（中間証）
- 半夏瀉心湯：胃のあたりのつかえと腹鳴。

体力がない場合（虚証）
- 六君子湯：胃のもたれ、食欲不振。

外用（虚実を問わず）
- 甘草湯でうがいをする。
- 黄連解毒湯エキスを口内炎部位に直接つける（保険適応外）。

胃炎

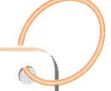

> **黄連解毒湯（おうれんげどくとう）**
>
> 〔目標〕体力中等度以上で、実証で熱証のものに用いる。のぼせ、赤い顔、イライラが目標。
> 〔古典〕黄連解毒湯は、胸中熱邪を清解する聖剤なり。（方函・口訣）
> 〔腹証〕特別な所見はない
>
> ■レセプトに記載すべき症状病名
> 喀血、吐血、下血、脳出血、高血圧、心悸亢進、ノイローゼ、皮膚瘙痒症、胃炎

7 胃炎（痛み）に安中散

痛みを主な症状とする胃炎は、急性の場合に多く、飲食物や薬剤、ストレスなどの原因によることが多い。悪心、嘔吐などを伴うことがある。

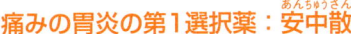

> **痛みの胃炎の第1選択薬：安中散**
>
> 【処方例】ツムラ安中散　7.5g分3食前　7日分

解 説

- 安中散は、虚証に用いる薬で、患者は痩せ型で、腹部は軟弱である。上腹部を仰臥位の姿勢で叩くと「ぽちゃ、ぽちゃ」という振水音が聞こえることが多い。胃腸に「寒」の徴候がある場合に用い、胃腸に熱状がある場合には用いない。
- 体力がある場合（実証）に、のぼせ、イライラの症状がある時には黄連解毒湯を用いる。

消化器疾患

> **さらに詳しく解説**

- 痛みを主な症状とする胃炎に用いる漢方薬には、黄連を含むものがある。黄連は、黄連解毒湯、半夏瀉心湯などの処方に含まれている。黄連の主成分はベルベリンであり、健胃整腸作用がある。黄連は清代の薬物書『本草備要』によると、「大苦、大寒」という薬能があり、身体を冷やす効果がある。虚弱で冷え症の患者に用いると病状を悪化させる。
- 腹痛、冷えを主症状とする場合、安中散が無効な場合は、人参湯が有効な場合がある。

> **さらに詳しく解説**

- 〔気血水理論の立場から〕気滞（気が滞る状態）の時に、胃痛が生ずることがあり、四逆散と芍薬甘草湯を合方して用いると有効な場合がある。

漢方医の胃炎（胃痛）の治療

体力がある場合（実証）
- 黄連解毒湯：のぼせの症状、胃部痛。
- 黄連湯：胃部痛、心下痞硬、食欲不振。

体力がない場合（虚証）
- 安中散：胃部痛、胸やけ。

安中散（あんちゅうさん）

〔目標〕虚証で冷えによる胃痛に用いる。
〔古典〕遠年日近く、脾疼翻胃、口に酸水を吐き、寒邪の気内に留滞し、停食消せず、脹満、腹脇を攻刺す。及び婦人血気腹痛するを治す。（方函・口訣）
〔腹証〕心下痞、圧痛

■レセプトに記載すべき症状病名
神経性胃炎、慢性胃炎、胃アトニー

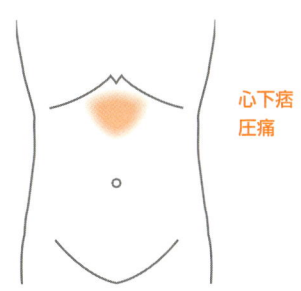

心下痞
圧痛

8　胃炎（もたれる）に六君子湯

胃のもたれ感を主な症状とする胃炎がある。この様な場合には六君子湯が第1選択薬として用いられる。

胃炎（もたれる）の第1選択薬：六君子湯

【処方例】ツムラ六君子湯　7.5g分3食前　7日分

解　説

- 六君子湯は、虚証に用いる薬で、体質が虚弱で、皮膚や筋肉の緊張が悪く、痩せ型の場合が多い。胃の辺りがつかえ、食欲不振、体重減少の傾向のことがある。
- 体力がふつうの場合（中間証）には、胃のあたりのつかえと腹鳴があれば半夏瀉心湯を用いる。胸脇苦満と腹皮拘急がある時には、柴胡桂枝湯を用いる。

消化器疾患

漢方医の胃炎（もたれる）の治療

体力がふつうの場合（中間証）
- 半夏瀉心湯（はんげしゃしんとう）：胃のあたりのつかえと腹鳴。
- 柴胡桂枝湯（さいこけいしとう）：胸脇苦満と腹皮拘急。

体力がない場合（虚証）
- 六君子湯（りっくんしとう）：胃のもたれ、食欲不振。

六君子湯（りっくんしとう）

〔目標〕体質虚弱なもののもたれ、心窩部のつかえ、食欲不振
〔古典〕中気を扶け胃を開くの効あり。故に老人脾胃虚弱にして痰あり、飲食を思はず。或は大病後脾胃虚し、食味なき者に用ふ。（方函・口訣）
〔腹証〕心下痞、振水音

■レセプトに記載すべき症状病名
胃炎、胃アトニー、胃下垂、消化不良、食欲不振、胃痛、嘔吐

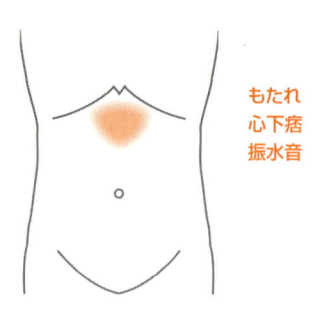

もたれ
心下痞
振水音

9 過敏性腸症候群に桂枝加芍薬湯（けいしかしゃくやくとう）

　過敏性腸症候群は、腸管の運動異常に基づく、便通異常（下痢、便秘）、残便感、腹痛など不快な腹部症状を伴う症候群である。西洋医学的治療は、消化管運動調整薬（トリメブチン）、抗コリン薬（ブチルスコポラミン）、下剤（酸化マグネシウム）などが用いられる。漢方治療は、下痢、便秘、腹痛などの症状に注目して、虚証と実証、陰証と陽証などの証を判断して漢方薬を選択する。芍薬（しゃくやく）の配剤された薬を用いることが多い。

過敏性腸症候群の第1選択薬：桂枝加芍薬湯

【処方例】ツムラ桂枝加芍薬湯　7.5g分3食前　7日分

解説

- 桂枝加芍薬湯は、漢方の感冒の基本処方である桂枝湯の芍薬を増量したものである。
- 桂枝加芍薬湯の適応症状は、虚弱な者の腹痛、下痢、便秘で、下痢はしぶり腹で、残便感がある。脈は弱く、腹直筋は突っ張り（腹皮拘急）がある。
- 体力がある場合（実証）で腹痛が強い時には柴胡桂枝湯を用いる。腹が張って、ゴロゴロいう場合には半夏瀉心湯を用いる。しぶり腹で便秘があるものには、桂枝加芍薬大黄湯が用いられる。
- 体力がない場合（虚証）で冷え症、ガスが溜まり、腹痛が強い時には大建中湯を用いる。下痢で冷えがある時には、真武湯が用いられる。月経異常、腰痛がある時には、当帰建中湯を用いる。

さらに詳しく解説

- 漢方治療の考え方は、「心身一如」という考え方により、精神と身体が一体と考え、精神と肉体を同時に治療しようという思想であり、「気」をめぐらせ、腹部症状の改善を目指す。
- 過敏性腸症候群の養生のポイントとしては、食事時間を一定にして、一定の腸管運動リズムを確立する。ストレスも発症に重要で、ストレスの原因（環境の変化、対人関係など）を認識して解決するように努力する。
- 桂枝加芍薬湯は実験的には、細胞のジエチルグリセオール・キナーゼを抑制することによって、ジエチルグリセオールを変化させ腸の運動異常を治療していることが知られている。

漢方医の過敏性腸症候群の治療

体力がふつうの場合（中間証）
- 桂枝加芍薬大黄湯（けいしかしゃくやくだいおうとう）：しぶり腹で便秘がある時。
- 桂枝加芍薬湯（けいしかしゃくやくとう）：しぶり腹で、下痢、腹満、冷えがある時。
- 大建中湯（だいけんちゅうとう）：腹部膨満、腹痛、下痢。

体力がない場合（虚証）
- 真武湯（しんぶとう）：下痢、脈が沈細で冷えがある時。
- 当帰建中湯（とうきけんちゅうとう）：月経痛、腰痛、冷え症、便秘など。

桂枝加芍薬湯（けいしかしゃくやくとう）

〔目標〕虚弱なものの腹痛、下痢に用いる。
〔原典〕本、太陽病、医反って之を下し、しかるに因って腹満し、時に痛む者、太陰に属すなり。桂枝加芍薬湯之を主る。（傷寒論）
〔腹証〕腹皮拘急（腹直筋の緊張）

■ レセプトに記載すべき症状病名
しぶり腹、腹痛

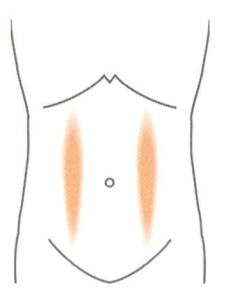

[参考文献]
Nobe K., et al.：Acta Pharmacl Sin. 23：1173-1180, 2002

10 慢性下痢症に真武湯（しんぶとう）

慢性下痢症は、冷えの体質、食事などさまざまな要因で生ずる。症状は下痢の他に、腹痛、悪心、嘔吐などがある。

慢性下痢症

慢性大腸炎の第1選択薬：真武湯（しんぶとう）

【処方例】ツムラ真武湯　7.5g分3食間　7日分

解　説

- 真武湯は、痩せて元気がなく手足が冷え、めまいや身体動揺感、尿減少などがあり、脈は沈で細く、弱い。腹部は、軟弱無力で、時に、臍左2横指の所に圧痛が見られることがある。真武湯には、附子（ぶし）が含まれているので、熱の有る時には慎重に用いる。
- 体力がない場合（虚証（きょしょう））で、冷え症で、胃部のつかえがある時には人参湯（にんじんとう）を用いる。
- 体力がふつうの場合（中間証（ちゅうかんしょう））に、心窩部のつかえ、下痢、腹鳴のある時に半夏瀉心湯（はんげしゃしんとう）を用いる。
- どちらを用いたらよいか分からない時は、虚証の薬である真武湯や人参湯をまず用いる。

漢方医の慢性腸炎の治療

体力がふつうの場合（中間証）
- 半夏瀉心湯（はんげしゃしんとう）：心窩部のつかえ、下痢、腹鳴。

体力がない場合（虚証）
- 真武湯（しんぶとう）：冷えがある時。
- 人参湯（にんじんとう）：胃部のつかえ。

真武湯（しんぶとう）

〔目標〕下痢、四肢の冷え、動悸、めまい
〔原典〕太陽病、発汗、汗出解せず、其の人なお発熱、心下悸、頭眩、身瞤動、振振として地に擗れんと欲する者は、真武湯之を主る。（傷寒論）
〔腹証〕腹部は軟弱で、臍左外側2横指に圧痛あり

■レセプトに記載すべき症状病名
胃腸疾患、胃腸虚弱症、慢性腸炎、消化不良、胃アトニー症、胃下垂症、ネフローゼ、腹膜炎、脳出血、脊髄疾患による運動ならびに知覚麻痺、神経衰弱、高血圧、心臓弁膜症、心不全で心悸亢進、半身不随、リウマチ、老人性瘙痒症

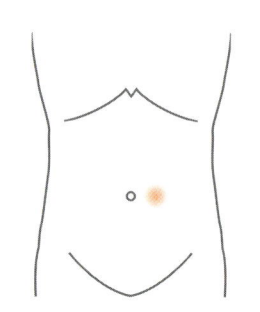

11 潰瘍性大腸炎に大建中湯（だいけんちゅうとう）

　潰瘍性大腸炎は大腸の粘膜に発生する炎症で、症状は下痢、粘血便、腹痛などがある。西洋医学的治療は、メサラジンやサラゾサルファピリジン、プレドニゾロンなどが用いられる。しかし、長期にわたって薬剤を必要とする疾患であり、漢方薬は一定の効果を得ることが多い。

> **潰瘍性大腸炎（寛解状態）の第1選択薬：大建中湯（だいけんちゅうとう）**
> 　【処方例】ツムラ大建中湯　15g分3食前

> **解 説**

- 大建中湯は、山椒2g、乾姜5g、人参3g、膠飴20gより構成されている。体力の衰えた虚弱な者の腹部膨満、冷え、腹痛などの場合に用いる薬である。腹証は、腹壁が薄く、腸管の動きが外から見ることができるものと、お腹がガスのために膨満してみえるものがある。

> **さらに詳しく解説**

- 出血を伴う場合には、芎帰膠艾湯を用いる。
- 熱状があり、活動性の場合には黄連解毒湯を用いる。また、黄連解毒湯で効果がない時には、白頭翁湯（発熱、下痢、口渇）を用いる。白頭翁湯は、『傷寒論』に記載されており、エキスはなく煎薬のみである。
- 下痢が主な症状の場合には、人参湯や真武湯を用いる。

漢方医の潰瘍性大腸炎の治療

体力がある場合（実証）
- 黄連解毒湯：熱やのぼせ。

体力がない場合（虚証）
- 大建中湯：冷え、腹満やガスが多い。
- 真武湯：冷えがある。
- 人参湯：胃部のつかえ。
- 桂枝加芍薬湯：腹痛、下痢、冷え。

出血の時
- 芎帰膠艾湯を用いる。

12 急性肝炎に茵蔯蒿湯

　急性肝炎は、肝炎ウイルス（A型肝炎ウイルスなど）の初感染により発症し、食欲不振、悪心嘔吐、黄疸、全身倦怠などの症状がみられる。検査所見では、トランスアミナーゼの高値がみられ、通常は入院の適応となる。西洋医学的治療と併用して漢方薬を用いると効果がよい。

> **急性肝炎の第1選択薬：茵蔯蒿湯**
> 【処方例】茵蔯蒿湯　7.5g分3食前　7日分

解 説

- 茵蔯蒿湯は、茵蔯4g、梔子3g、大黄1gより構成されている。茵蔯蒿湯は、実証に用いる薬で、上腹部が張って苦しく、心窩部より胸部にかけて塞がる様な、何ともいえぬ不快な苦しさがあり、便秘して尿減少がある時に用いるとよい。茵蔯蒿湯には、大黄が含まれており、下痢をすることがあるので注意する。
- 体力がある場合（実証）、便秘、胸脇苦満がある時には、大柴胡湯を用いる。
- 体力がふつうの場合（中間証）、口渇、尿減少などがあれば、茵蔯五苓散を用いる。
- 体力がない場合（虚証）、体質虚弱で冷え、腹痛があり軽度の便秘がある時には六君子湯を用いる。体質虚弱、体力低下、食欲不振の時には、補中益気湯を用いる。

漢方医の急性肝炎の治療

体力がある場合（実証）
- 茵蔯蒿湯：便秘や悪心、腹満、など。

- **大柴胡湯**：便秘、胸脇苦満。

体力がふつうの場合（中間証）
- **茵蔯五苓散**：口渇、尿減少などの時に広く用いる。

体力がない場合（虚証）
- **六君子湯**：体質虚弱で冷え、腹痛があり軽度の便秘。
- **補中益気湯**：体質虚弱、体力低下、食欲不振。

茵蔯蒿湯（いんちんこうとう）

〔目標〕黄疸、便秘
〔原典〕発黄を治する聖剤なり。(方函・口訣)
〔腹証〕心下痞

■ レセプトに記載すべき症状病名
黄疸、肝硬変症、ネフローゼ、じんましん、口内炎

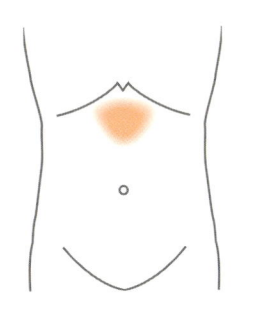

---

13 B型慢性肝炎に小柴胡湯

　B型慢性肝炎は、急性B型肝炎より移行する場合とB型肝炎ウイルスのキャリアーの一部の人が、青壮年期になると発症する場合とがある。肝がんの原因の1つである。B型慢性肝炎の治療には、①ステロイド離脱療法②インターフェロン③ラミブジンなどの薬剤④漢方薬などがある。

> **B型慢性肝炎の第1選択：小柴胡湯**
>
> 【処方例】ツムラ小柴胡湯　7.5g分3食前　7日分

解説

- 小柴胡湯は、体力がふつうの場合（中間証）に、胸脇苦満がある時に用いる。
- 慢性B型肝炎で、体力がある場合（実証）に、胸や脇が苦しく張っている感じがある時には、大柴胡湯を用いる。
- 体力がない場合（虚証）には、補中益気湯や加味逍遙散を用いる。
- 小柴胡湯を慢性肝炎に対して用いると、肝臓がんの予防効果があることが証明されている。漢方薬は慢性B型肝炎に対して、GOTやGPTなどの肝機能の値を改善する効果がある。(Oka, H.,et al. Cancer76：743-749, 1995)
- 漢方薬は慢性B型肝炎に対して一定の効果があり、GPT値の改善を認めることが多い。もし肝機能の改善が見られない場合は、虚実が違っていることがある。
- 一般には、漢方薬は副作用がたいへん少ないと考えられているが、小柴胡湯は、インターフェロンと併用すると「間質性肺炎」を引き起こすことが知られている。間質性肺炎は、痰を伴わない咳と息切れを主症状とする疾患である。
- 小柴胡湯の投与禁忌は、次の①～④の場合がある。①インターフェロンと併用②肝硬変③慢性肝炎で血小板10万以下の人④肝がん。

漢方医の慢性B型肝炎の治療

体力がある場合（実証）
- 大柴胡湯：実証で、胸脇苦満、便秘。

体力がふつうの場合（中間証）
- 小柴胡湯：胸脇苦満がある時。第1選択。

体力がない場合（虚証）
- 補中益気湯：胃腸が弱く、気力が低下した時。
- 加味逍遙散：軽度の胸脇苦満と冷え症。

小柴胡湯（しょうさいことう）

〔目標〕胸脇苦満、往来寒熱
〔原典〕傷寒、五六日、中風、往来寒熱、胸脇苦満、嘿嘿として飲食を欲せず、心煩喜嘔、或いは胸中煩して嘔せず、或いは渇し、或いは腹中痛み、或いは脇下痞鞕し、或いは心下悸し、或いは小便不利し、或いは渇せず、身に微熱あり、或いは欬する者は、小柴胡湯之を主る。（傷寒論）
〔腹証〕胸脇苦満、腹力は中等度

■ レセプトに記載すべき症状病名
諸種の急性熱性病、肺炎、気管支炎、感冒、胸膜炎・肺結核などの結核性諸疾患の補助療法、リンパ腺炎、慢性胃腸障害、産後回復不全、慢性肝炎

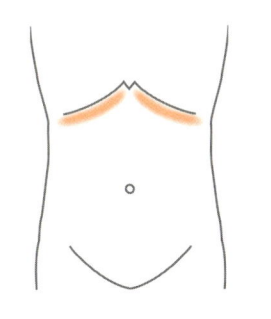

14　C型慢性肝炎に人参養栄湯

　慢性肝炎から肝硬変となり、その結果として肝がんが発生する。肝がんの7割がC型肝炎ウイルスを持っており、2割がB型肝炎ウイルスを持っている。肝がん、肝硬変、慢性肝炎の原因として、C型肝炎ウイルスが大変重要である。C型慢性肝炎の治療としては、①インターフェ

ロン ②強力ミノファーゲンＣ ③ウルソ ④漢方薬がある。

> **C型慢性肝炎の第1選択薬：人参養栄湯**
> 【処方例】ツムラ人参養栄湯　7.5g分3食前　14日分

解説
- 人参養栄湯は、体力がふつうの場合（中間証）に用いる。さらに虚証の状態には、六君子湯や四君子湯を用いる。
- C型慢性肝炎の患者は、医療機関を受診する時は、ほとんど虚証の状態であることが多い。B型慢性肝炎によく用いる柴胡剤を用いる機会は少ない。実証から中間証に用いる柴胡剤を虚証に用いると、病状は改善しないばかりか、かえって悪化することがある。
- C型慢性肝炎には通常は、補剤と呼ばれる薬を用いることが多い。

漢方医のC型慢性肝炎の治療

体力がふつうの場合（中間証）
- 人参養栄湯：C型肝炎の第1選択薬として広く用いられている。

体力がない場合（虚証）
- 四君子湯：全身倦怠、胃腸虚弱。
- 六君子湯：胃のもたれ、食欲不振。

人参養栄湯（にんじんようえいとう）

〔目標〕易疲労、食欲不振、貧血
〔古典〕脾肺倶に虚、発熱悪寒、四肢倦怠、肌肉消痩、面黄、短気、食少く瀉をなす、若しくは気血虚し、変じて諸症を現はし能く名状するなきを治す。（方函・口訣）
〔腹証〕特別な所見はない

■レセプトに記載すべき症状病名
病後の体力低下、疲労倦怠、食欲不振、寝汗、手足の冷え、貧血

15 ピロリ菌感染症に呉茱萸湯（ごしゅゆとう）

　1983年、オーストラリアのマーシャルらは、胃の中からヘリコバクター・ピロリ菌を発見し、この業績によって、2005年のノーベル医学・生理学賞を受賞した。近年、この細菌が胃炎、潰瘍、胃がん、胃リンパ腫と深い関係があることが明らかになった。通常、ピロリ菌の除菌療法は、プロトンポンプ阻害薬と抗生物質の組み合わせを用いて行われる。1次除菌失敗例に対して、プロトンポンプ阻害薬と漢方薬を組み合わせて治療を行うと除菌できる場合があることが知られている。臨床的に黄連解毒湯（おうれんげどくとう）、半夏瀉心湯（はんげしゃしんとう）、三黄瀉心湯（さんおうしゃしんとう）、呉茱萸湯（ごしゅゆとう）、柴胡桂枝湯（さいこけいしとう）の有効性が報告されている。

ピロリ菌感染症の第1選択薬：呉茱萸湯（ごしゅゆとう）

【処方例】ツムラ呉茱萸湯　7.5g分3食前　7日分

解 説

● 呉茱萸湯（ごしゅゆとう）は、体力がない場合（虚証（きょしょう））で、胃がつかえて冷えや頭痛

がある時に用いる。呉茱萸湯を処方する時には、たいへん苦い薬であることを説明するとよい。

- 体力がふつうの場合（中間証）、胃部のつかえがある時には、半夏瀉心湯を用いる。季肋部苦満感や腹痛のある場合には、柴胡桂枝湯を用いる。
- 体力がある場合には、黄連解毒湯を用いる。黄連解毒湯を用いるような場合で便秘があれば、三黄瀉心湯を用いる。

[参考文献]

〔参考1〕丸山哲弘は、除菌失敗例に対して、プロトンポンプ阻害薬と呉茱萸湯7.5gを28日間投与して、10例中の8例に除菌が成功したと報告している。（丸山哲弘：ヘリコバクター・ピロリ菌の三者併用療法における除菌失敗例に対する呉茱萸湯治療の試み, 日本東洋医学雑誌56, 126, 2005, Suppl.）

〔参考2〕田村博文は、十二指腸潰瘍のヘリコバクター・ピロリ菌感染症に対して1次除菌失敗例に対して、プロトンポンプ阻害薬と呉茱萸湯7.5gを5週間投与して、1例の除菌に成功したと報告している。（田村博文：呉茱萸湯でヘリコバクターピロリ菌の感染症に対し除菌治療を行った十二指腸潰瘍の1例, 漢方の臨床56, 659, 2009）

〔参考3〕2005年、大阪市立大学の富永和作らは109種類の漢方生薬の中で呉茱萸がピロリ菌に対する強い抗菌活性を持つことを明らかにし活性成分をAMキノロンであることを同定し、ピロリ菌の呼吸鎖電子伝達系に作用する可能性を示した。（富永和作：漢方生薬呉茱萸のH.pyloriに対する抗菌作用, 消化器科37, 535, 2003）

漢方医のピロリ菌感染症の治療

体力がある場合（実証）
- 黄連解毒湯：のぼせがある時。
- 三黄瀉心湯：のぼせがあり、便秘する時。

体力がふつうの場合（中間証）
- 半夏瀉心湯：胃部のつかえ。
- 柴胡桂枝湯：季肋部苦満感や腹痛。

体力がない場合（虚証）
- 呉茱萸湯：胃がつかえて冷えや頭痛がある時。第1選択薬。

呉茱萸湯（ごしゅゆとう）

〔目標〕①片頭痛　②四肢の冷え
　　　　③心窩部のつかえ
〔解説〕片頭痛の第1選択薬である。発作性の激しい頭痛と嘔吐、四肢の冷えと心窩部のつかえ、首の凝りの症状がある。しゃっくりにも効果がある。
〔原典〕乾嘔、涎沫を吐し、頭痛の者、呉茱萸湯之を主る。（傷寒論）
〔腹証〕心下痞

■レセプトに記載すべき症状病名
習慣性片頭痛、習慣性頭痛、嘔吐、脚気、衝心

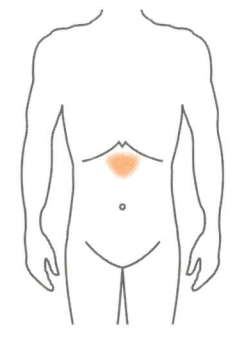

頭痛
冷え

16 慢性膵炎に柴胡桂枝湯

　慢性膵炎は、膵臓の細胞の破壊と繊維化が慢性に経過することよって、膵機能が低下する病気である。アルコール多飲が主要な原因である。その他、胆石や特発性によるものがある。症状は、上腹部痛が主な症状で、しばしば背部痛を伴う。その他、腹部膨満感、食欲低下、下痢、体重減少などがある。検査所見は血中、尿中アミラーゼの上昇がみられる。X線上で膵臓に石灰化が存在することが多い。MRI、CTスキャン、超音波検査により膵管の拡張、囊胞、膵石がみられる。

慢性膵炎の第1選択：柴胡桂枝湯

【処方例】ツムラ柴胡桂枝湯　7.5g分3食前　7日分

解 説

- 柴胡桂枝湯は、小柴胡湯と桂枝湯の合方であり、体力がふつうの場合（中間証）に用いる。熱病以外には、腹部が急に痛むもの、上腹部の持続性鈍痛に用いる。腹証では、腹皮拘急と胸脇苦満が見られる。
- 体力がある場合（実証）、胸脇苦満がある時には四逆散を用いる。胃部のつかえがある時には黄連解毒湯を用いる。
- 体力がない場合（虚証）には、腹痛や腹皮拘急のある時には、小建中湯を用いる。胃部のつかえがある時には人参湯を用いる。

漢方医の慢性膵炎の治療

体力がある場合（実証）
- 四逆散：胸脇苦満。
- 黄連解毒湯：胃部のつかえ。

体力がふつうの場合（中間証）
- 柴胡桂枝湯：慢性膵炎の第1選択。

体力がない場合（虚証）
- 小建中湯：腹痛や腹皮拘急。
- 人参湯：胃部のつかえ。
- 当帰建中湯：腹皮拘急と下腹部の瘀血の圧痛。

症 例

　51歳、女性。2年前より、某大病院で、慢性膵炎と診断され加療を受けていたが、腹痛の頻度が増加して、X年9月初めより、2日に1回程度腹痛が起こる。X年9月27日当院初診。小建中湯を処方し、軽度改善した。腹皮拘急と下腹部の圧痛、貧血を考慮して当帰建中湯に変更したところ、腹痛は徐々に改善して食欲も出てきて、腹痛は完全に消失した。

柴胡桂枝湯（さいこけいしとう）

〔目標〕こじれた風邪、腹痛、季肋部のつかえ・抵抗感
〔原典〕傷寒六七日、発熱微悪寒、支節煩疼、微嘔、心下支結、外証未だ去らざる者、柴胡桂枝湯之を主る。（傷寒論）
〔腹証〕腹皮拘急、胸脇苦満

■レセプトに記載すべき症状病名
感冒・流感・肺炎・肺結核などの熱性疾患、胃潰瘍・十二指腸潰瘍・胆のう炎・胆石・肝機能障害・膵臓炎などの心下部緊張疼痛

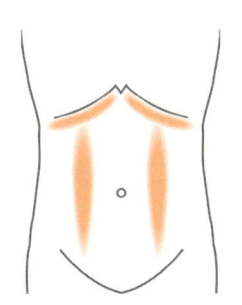

Column [コラム]

二日酔いに五苓散

　五苓散は、二日酔いの予防に効果があり、あらかじめ五苓散を服用してから酒を飲むと二日酔いになりにくい。また、二日酔いになった場合にも、五苓散は有効である。黄連解毒湯を合方しても良い。

循環器疾患

- **17** 高血圧に七物降下湯 *40*
- **18** 不整脈（心室期外収縮）に炙甘草湯 *42*
- **19** うっ血性心不全に木防已湯 *45*

17 高血圧に七物降下湯（しちもつこうかとう）

　高血圧とは、一般に血圧140/90mmHg以上をいう。高血圧を無治療のまま放置しておくと、脳卒中、腎不全、心筋梗塞、心不全などの重篤な障害が起こることが知られている。高血圧を治療する目的は、血圧をコントロールすることにより、心血管系の合併症を予防することである。漢方薬には、血圧を素早く下げる薬はない。漢方薬は、高血圧に伴うさまざまな症状を改善し、生活の質を高める効果がある。

> **高血圧の第1選択薬：七物降下湯（しちもつこうかとう）**
>
> 【処方例】ツムラ七物降下湯　7.5g分3食前　7日分

解　説

- 七物降下湯（しちもつこうかとう）は、血を補う薬方の四物湯（しもつとう）（地黄（じおう）、当帰（とうき）、芍薬（しゃくやく）、川芎（せんきゅう））に黄耆（おうぎ）、黄柏（おうばく）、釣藤鈎（ちょうとうこう）を加えたものである。七物降下湯は、虚証に用いる薬方であるが、地黄（じおう）が含まれているので胃腸障害を引き起こすことがあるので、胃腸虚弱な者には用いることはできない。釣藤鈎には降圧物質であるリンコフェリンが含まれている。
- 体力がある場合（実証（じっしょう））に、のぼせ、精神不安、便秘などの症状のある時は、三黄瀉心湯（さんおうしゃしんとう）を用いる。腹力が充実して、季肋部の苦満感がある時には、大柴胡湯（だいさいことう）を用いる。
- 体力がふつうの場合（中間証（ちゅうかんしょう））には、のぼせ、顔面紅潮、精神不安

- がある時には、黄連解毒湯（おうれんげどくとう）を用いる。
- 高血圧に対する漢方薬の適応は、軽症（拡張期血圧で 90 〜 104mmHg）または中等症（拡張期血圧で 105 〜 114mmHg）の高血圧である。重症の高血圧（拡張期血圧で 115mmHg 以上）には、漢方薬単独で治療するのは危険である。
- 漢方薬単独または降圧薬と併用することにより、高血圧の症状を軽減し、よい効果が得られる場合がある。

さらに詳しく解説

- 患者の体力や腹力などにより虚実（きょじつ）を判断し、より適切な漢方薬を選択することが重要である。
- 冷え症の患者に、黄連解毒湯や三黄瀉心湯を与えると、症状は悪化する。また、体力や胃腸の弱い患者に、大柴胡湯を与えると下痢をしたり、病状は増悪する。

漢方医の高血圧症の治療

体力がある場合（実証）
- 三黄瀉心湯（さんおうしゃしんとう）：のぼせ、精神不安、便秘。
- 大柴胡湯（だいさいことう）：胸脇苦満、便秘。

体力がふつうの場合（中間証）
- 黄連解毒湯（おうれんげどくとう）：のぼせ、顔面紅潮、精神不安。

体力がない場合（虚証）
- 七物降下湯（しちもつこうかとう）：高血圧の第1選択薬。

症 例

　60歳、女性。1年前の検診で高血圧を指摘された。現代医学の治療薬は好まないとのことで、紹介されて漢方薬による治療を希望して来院。初診の血圧は150/92mmHg。減塩や歩くことを勧めて、1週間後は146/86となる。体格は良くなく、虚弱な印象だったので、七物降下湯を用いた。2週間後は140/84、4週間後は144/82、以降140/80位の血圧を維持している。

七物降下湯（しちもつこうかとう）

〔目標〕①高血圧　②頭痛　③虚証
〔解説〕虚証の高血圧で、頭痛、たんぱく尿のある者に用いる。
〔腹証〕特別な所見はない

■レセプトに記載すべき症状病名
高血圧に伴う随伴症状（のぼせ、肩こり、耳鳴り、頭重）

［参考文献］
1) 荒川規矩男, 猿田亨男, 阿部圭志他：TJ-15ツムラ黄連解毒湯の高血圧症随伴症状に対する二重盲検比較試験, 臨床と研究80：354-372, 2003

18　不整脈（心室性期外収縮）に炙甘草湯（しゃかんぞうとう）

　通常の心臓は、1分間に60回程度の規則正しい拍動をしている。不整脈は、この心臓の規則正しいリズムが何らかの異常によって乱れを生ずる疾患である。自覚症状としては、動悸、胸部圧迫感などがある。
　不整脈の通常の治療は、不整脈の誘発因子を除去すること、抗不整脈薬の服用であるが、抗不整脈薬は副作用が多い。抗不整脈薬の投与により、さらに副作用として新たな不整脈が出現し、重篤な状態に陥ること

もある。重篤な副作用が、ほとんど見られないという点から、漢方薬により、危険性の少ない心室性期外収縮や不整脈を治療することは、大変、意義のあることと考えられる。

> **心室性期外収縮の第1選択薬：炙甘草湯（しゃかんぞうとう）**
> 【処方例】ツムラ炙甘草湯　9g分3食前　7日分

解説

- 通常の心室性期外収縮の漢方治療は、第1選択薬としては炙甘草湯が用いられる。
- 炙甘草湯には、甘草が多量に含まれており、浮腫や低カリウム血症を引き起こすことがあり注意が必要である。
- 体力がある場合（実証）には、季肋部に苦満感や精神不安がある時には柴胡加竜骨牡蛎湯が用いられる。ストレスなどが関与する場合には半夏厚朴湯を合方すると、より効果的である。
- 体力がない場合（虚証）には、神経過敏や精神不安などがある時には、桂枝加竜骨牡蛎湯が用いられる。
- 心室性期外収縮以外の不整脈の治療においても、心室性期外収縮の漢方治療に準じて行う。

漢方医の心室性期外収縮の治療

〔発作時〕

体力がある場合（実証）
- 柴胡加竜骨牡蛎湯：季肋部に苦満感、精神不安。

体力がふつうの場合（中間証）
- 炙甘草湯：第1選択薬。

体力がない場合（虚証）
■桂枝加竜骨牡蛎湯：胃腸虚弱、神経過敏。

〔発作時〕
■桂枝甘草湯：虚実に関係なく、発作時に頓服として用いる。

〔注〕桂枝甘草湯（桂皮末0.3g、甘草末0.3gを1回量頓服する。桂皮末、甘草末は、保険適応がある。）

症例

21歳、男性。主訴は動悸。3年前、気胸と肝炎で3カ月間入院してから、それ以降、大学受験の時や心配事のある時に、時々、動悸を自覚した。X年10月初旬、人間関係の問題で悩み事があり、10月17日、動悸を訴えて来院した。心電図では、単1の形の心室性期外収縮が1個みられた。痩せて、皮膚の色は白く、舌は舌質、淡紅、薄白苔あり。脈は沈、細、結。腹診は左臍傍に腹部大動脈の拍動を認める。以上の所見から、炙甘草湯証と判断し、炙甘草湯エキス9gを与えた。10月27日来院して、動悸は全く消失した。その後は、約1カ月間服薬して経過良好な為、廃薬した。

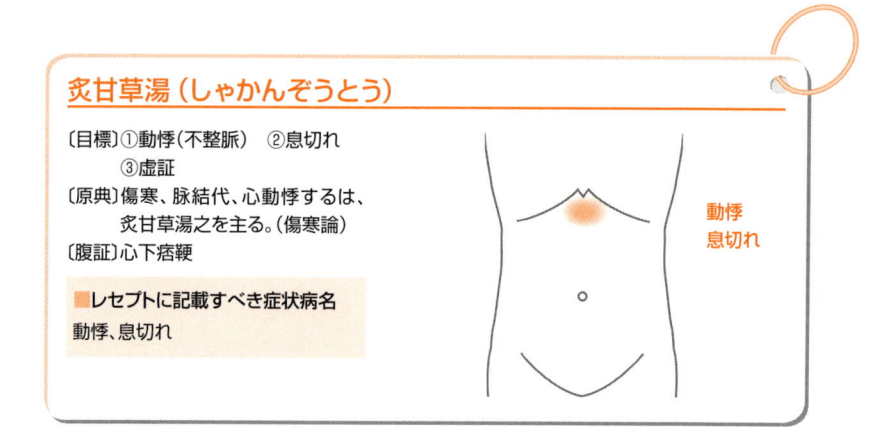

炙甘草湯（しゃかんぞうとう）

〔目標〕①動悸（不整脈）　②息切れ
　　　　③虚証
〔原典〕傷寒、脉結代、心動悸するは、
　　　　炙甘草湯之を主る。（傷寒論）
〔腹証〕心下痞鞕

■レセプトに記載すべき症状病名
動悸、息切れ

動悸
息切れ

19 うっ血性心不全に木防已湯(もくぼういとう)

うっ血性心不全は、心機能低下により、全身の組織代謝に必要な血液量を駆出できない状態である。うっ血性心不全の症状は、易疲労感、息切れ、呼吸困難、浮腫などがある。

> **うっ血性心不全の第1選択薬：木防已湯(もくぼういとう)**
> 【処方例】ツムラ木防已湯　7.5g分3食前　7日分

解説

- 木防已湯は、体質、体力ともに中間のタイプに用いる処方である。『金匱要略(きんきようりゃく)』には「横隔膜の周囲の水毒(すいどく)(膈間の支飲)のために、呼吸が喘々として心窩部が堅くなり、顔色は暗いのは木防已湯の主治である」とあり、うっ血性心不全の症状を記載していると考えられる。

さらに詳しく解説

- 木防已湯の構成生薬は、防已(ぼうい)、石膏(せっこう)、桂皮(けいひ)、人参(にんじん)であり、石膏が含まれているので著しい虚弱な者には用いない。
- うっ血性心不全に使用される漢方のエキス剤は木防已湯以外にあまりないので、木防已湯で効果がないときは、以下の増損木防已湯(ぞうそんもくぼういとう)や茯苓杏仁甘草湯(ぶくりょうきょうにんかんぞうとう)などの煎薬の使用を考慮する。
- やや虚弱な者には、増損木防已湯(煎薬)を用い、木防已湯に蘇子(そし)、桑白皮(そうはくひ)、生姜(しょうきょう)を加えたものである。ひどく虚弱な者には茯苓杏仁甘草湯(ぶくりょうきょうにんかんぞうとう)(煎薬)を用いる。

漢方医のうっ血性心不全の治療

体力がある場合(実証)
- 木防已湯(もくぼういとう):うっ血性心不全の第1選択薬。

体力がふつうの場合(中間証)
- 増損木防已湯(ぞうそんもくぼういとう)(煎薬):慢性の浮腫、心窩部のつかえ。

体力がない場合(虚証)
- 茯苓杏仁甘草湯(ぶくりょうきょうにんかんぞうとう)(煎薬):胸の中が塞がったように詰まり、呼吸促迫。

症 例

　50余歳、男性。腹が張って腹水があり、四肢はひどい浮腫がある。小便は少なく、便秘している。腹証は心窩部がたいへん堅くなり、医師は利水の薬を与えたが効果はなかった。浅田宗伯は木防已湯去石膏加茯苓芒硝湯を与え、4、5日して腹の張りは減少した。心下もやや柔らかくなり、改善した。(浅田宗伯『橘窓書影』)。

木防已湯(もくぼういとう)

〔目標〕浮腫、喘鳴、呼吸促迫、尿減少などの心不全症状、顔色悪い
〔原典〕膈間の支飲、其の人喘満し、心下痞堅、面色黧黒、其の脉沈緊、之を得て、数十日、医之を吐下して愈えざるは、木防已湯之を主る。(傷寒論)
〔腹証〕心下痞堅(心窩部が板の様に堅くて弾力がない)

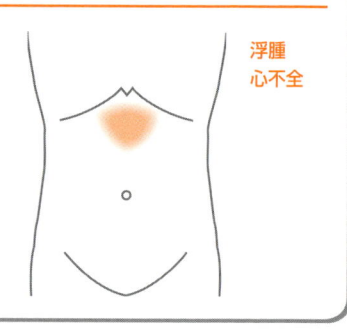

浮腫
心不全

腎泌尿器疾患

- **20** 慢性腎炎に五苓散 *47*
- **21** 膀胱炎に猪苓湯 *48*
- **22** 前立腺肥大症に猪苓湯 *50*
- **23** 尿路結石症に猪苓湯 *51*

20 慢性腎炎に五苓散

　慢性腎炎は、進行性であり特効的な西洋医学的治療法はない。漢方薬を使用することにより、尿所見が改善したり、クレアチニンなどの腎機能を表す検査データが改善することをしばしば経験する。西洋医学的治療と漢方薬を併用することにより一定の効果を有すると考えられる。

> **慢性腎炎の第1選択薬：五苓散**
> 【処方例】ツムラ五苓散　7.5g分3食前　7日分

解　説

- 五苓散は、体力がふつうの場合（中間証）で、口渇があって、尿の減少、嘔吐、浮腫などの症状のある場合に用いる薬である。
- 体力がふつうの場合（中間証）で季肋部に抵抗感がある時は、小柴胡湯を用いる。季肋部に抵抗感があり、口渇、尿が少なく、浮腫のある時には、柴苓湯（五苓散と小柴胡湯の合方）を用いる。
- 体力がない場合（虚証）に、女性で立ちくらみ、眩暈などの症状がある時は、当帰芍薬散を用いる。疲れやすく、腰痛や、足の冷え、高血圧などを伴う時には、八味地黄丸を用いる。また、胃腸虚弱であれば補中益気湯、虚弱な小児であれば、小建中湯を用いる。
- 慢性腎炎において、小柴胡湯や柴苓湯は多く処方される薬方である

が、これらの薬には甘草が含まれており、浮腫や低カリウム血症を引き起こすことがあるので注意が必要である。また、柴胡剤では間質性肺炎を引き起こすことがあり、小柴胡湯や柴苓湯を服用中の、咳や息切れなどの症状の出現には注意が必要である。

● 煎薬を用いることができれば、小柴胡湯を処方する場合には、小柴胡湯茯苓黄連（茯苓3g 黄連1g）として用いる。

漢方医の慢性腎炎の治療

体力がある場合（実証）
- 五苓散：口渇、尿が少なくて浮腫がある時。
- 小柴胡湯：季肋部に抵抗感がある時。
- 柴苓湯：季肋部に抵抗感があり、口渇、尿が少なく、浮腫がある時。

体力がない場合（虚証）
- 当帰芍薬散：虚証で瘀血のある時、女性で妊娠、出産で悪化した時。
- 八味地黄丸：腰痛、高血圧など。

21 膀胱炎に猪苓湯

膀胱炎は、20〜40歳代の女性に多く発生し、男性は稀である。症状としては、頻尿、排尿時痛、尿混濁、残尿感、血尿などが主な症状である。

膀胱炎の第1選択薬：猪苓湯
【処方例】ツムラ猪苓湯　7.5g分3食前　7日分

解説

- 猪苓湯は、体力がふつうの場合（中間証）で、尿量減少、排尿困難、尿道痛、口渇などの症状の時に用いる。
- 体力がある場合（実証）には、竜胆瀉肝湯を用いる。猪苓湯か竜胆瀉肝湯か区別がつかない時には、もちろん第1選択薬の猪苓湯を用いる。体力がない場合（虚証）や体力がある場合（実証）の区別がわからない時は、まず、体力がない（虚証）と判断して薬を選択するのが、漢方治療の原則である。
- 体力がない場合（虚証）で、胃腸虚弱な人の膀胱炎には、清心蓮子飲を用いる。

漢方医の膀胱炎の治療

体力がある場合（実証）
- 竜胆瀉肝湯：実証の人の膀胱炎。

体力がふつうの場合（中間証）
- 猪苓湯：膀胱炎の時の第1選択薬。

体力がない場合（虚証）
- 清心蓮子飲：胃腸虚弱な人の膀胱炎。

猪苓湯（ちょれいとう）

〔目標〕①残尿感　②排尿痛　③排尿困難な疾患、中間証の膀胱炎、前立腺肥大、尿路結石に用いる。
〔原典〕若し脈浮にして発熱し、渇して水を飲まんと欲し、小便不利の者、猪苓湯之を主る。（傷寒論）
〔腹証〕特別な所見ない

■レセプトに記載すべき症状病名
尿道炎、腎臓炎、腎石症、淋炎、排尿痛、血尿、腰以下の浮腫、残尿感、下痢

22 前立腺肥大症に猪苓湯

　前立腺は加齢とともに増加し、前立腺肥大症は55歳以上の男性の約2割に認められると言われる。前立腺肥大症が発生すると、尿道狭窄が起こり、結果として、尿閉、頻尿、残尿感などの症状が出現してくる。

> **前立腺肥大症の第1選択薬：猪苓湯**
> 【処方例】ツムラ猪苓湯　7.5g分3食前　7日分

解説

- 猪苓湯は、体力がふつうの場合（中間証）で、下腹部痛、排尿痛、頻尿、残尿感、血尿などの症状がある時に用いる。猪苓湯で無効な時、排尿困難、尿混濁、血尿、膿尿などの症状がある時には五淋散を用いる。
- 体力がある場合（実証）、便秘の傾向があり、尿道の灼熱感や疼痛を訴え右下腹部に圧痛がある時は、大黄牡丹皮湯を用いる。尿閉やのぼせ気味で、便秘があり、左下腹部に圧痛がある時には、桃核承気湯を用いる。
- 体力がない場合（虚証）、胃腸虚弱、冷え症などがあり軽度の排尿痛、頻尿、残尿感の症状がある時には、清心蓮子飲を用いる。

漢方医の前立腺肥大症の治療

体力がある場合（実証）
- 大黄牡丹皮湯：便秘、尿道の灼熱感や疼痛、右下腹部の圧痛。
- 桃核承気湯：尿閉やのぼせ、便秘、左下腹部に圧痛。

体力がふつうの場合（中間証）
- 猪苓湯：下腹部痛、排尿痛、頻尿、残尿感、血尿など。
- 五淋散：猪苓湯で無効なもので、排尿困難、尿混濁、血尿、膿尿など。

体力がない場合（虚証）
- 清心蓮子飲：胃腸虚弱、冷え症、軽度の排尿痛、頻尿、残尿感。
- 八味地黄丸：夜間尿の増加、排尿困難、下肢の冷え、腰痛など。

23 尿路結石症に猪苓湯

　尿路結石の症状は、①強い痛み（結石のある側の脇腹から陰部や大腿部にかけて放散する）②血尿③頻尿である。10mm × 8mm 以下の結石は、自然に下りる可能性が高い。漢方薬も一定の効果がある。

> **尿路結石症の第1選択薬：猪苓湯**
> 【処方例】ツムラ猪苓湯　7.5g分3食前　7日分

解 説

- 猪苓湯は体力がふつうの場合（中間証）の時に用いる。疼痛発作の時には、芍薬甘草湯を併用する。また、疼痛時には単独で芍薬甘草湯を用いることもできる。
- 体力がある場合（実証）、排尿時の痛みが強い時には、竜胆瀉肝湯を用いる。
- 体力がない場合（虚証）、血尿がひどい時には、猪苓湯合四物湯や芎帰膠艾湯を用いる。腹痛が強く、腹部の緊張があり、ガスが多い時には、大建中湯を用いる。
- 下腹部に抵抗圧痛があり、瘀血の腹証があれば桂枝茯苓丸、大黄牡

丹皮湯、桃核承気湯などを用いる。

漢方医の尿路結石症の治療

体力がある場合（実証）
- 竜胆瀉肝湯：排尿時の痛みが強い時。

体力がふつうの場合（中間証）
- 猪苓湯：排尿痛、血尿、口渇がある時。

体力がない場合（虚証）
- 猪苓湯合四物湯：血尿が激しい時。
- 大建中湯：腹痛強く、腹部の緊張があり、ガスが多い時。

血液疾患

24 貧血に帰脾湯 53
25 特発性血小板減少性紫斑病に加味帰脾湯 54

24 貧血に帰脾湯

　貧血は原因によって、西洋医学的薬物治療を行い、その上で漢方薬を併用することにより、より効果的に貧血を治療することができる。

> **貧血の第1選択薬：帰脾湯**
> 【処方例】ツムラ帰脾湯　7.5g分3食間

解説

- 帰脾湯は、体力の低下した虚弱な人が貧血気味で精神不安、うつ状態、動悸などの症状を有する時に用いる。全身倦怠、顔色不良などの時には、十全大補湯を用いる。冷え症、下痢傾向の時には、人参湯を用いる。

さらに詳しく解説

- 体力がある場合（実証）、のぼせ、精神興奮の症状がある時には温清飲を用いる。
- 体力がふつうの場合（中間証）、貧血、立ちくらみなどの時には、四物湯合苓桂朮甘湯を用いる。
- その他、胃腸機能が障害され、気力が低下した貧血には、四君子湯を用いる。また、動悸、不整脈、貧血などがあれば、炙甘草湯で治療する。

漢方医の貧血の治療

体力がある場合（実証）
- 温清飲（うんせいいん）：のぼせ、精神興奮。

体力がふつうの場合（中間証）
- 四物湯合苓桂朮甘湯（しもつとうごうりょうけいじゅつかんとう）：貧血、立ちくらみなど。

体力がない場合（虚証）
- 十全大補湯（じゅうぜんたいほとう）：全身倦怠、顔色不良など。
- 帰脾湯（きひとう）：胃腸虚弱で、精神症状を有する時。
- 人参湯（にんじんとう）：冷え症、下痢傾向。

帰脾湯（きひとう）

〔目標〕①貧血　②精神不安　③虚証
〔解説〕思慮が過ぎて胃腸障害が起こり、血液の異常を引き起こし、下血、吐血などを生ずる。神経症、健忘、不眠、出血に用いる。
〔腹証〕特別な所見ない

■ レセプトに記載すべき症状病名
貧血、不眠症

---

25 特発性血小板減少性紫斑病に加味帰脾湯（かみきひとう）

　特発性血小板減少性紫斑病（ITP）は　血小板に対する抗体により血小板が破壊され、血小板の減少をきたす自己免疫疾患である。ITPの症状は出血症状であり、紫斑、歯肉出血、鼻出血、下血、血尿などがある。副腎皮質ステロイド療法が標準治療であるが、慢性の病態において、漢方薬も一定の効果を有する。

> **特発性血小板減少性紫斑病の第1選択薬：加味帰脾湯（かみきひとう）**
>
> 【処方例】ツムラ加味帰脾湯　7.5g分3食間

解　説

- 加味帰脾湯（かみきひとう）は、体力の低下した虚弱な人が貧血気味で精神不安、うつ状態、動悸、熱などの症状を有する時に用いる。また、胸脇苦満（きょうきょうくまん）があれば、柴胡桂枝湯（さいこけいしとう）を用いる。
- 身体が丈夫で、加味帰脾湯が無効の時は、黄連解毒湯（おうれんげどくとう）を用いる。

さらに詳しく解説

- 冷えが強い時は、附子（ぶし）の配合された桂枝加朮附湯（けいしかじゅつぶとう）を用いる。
- その他、顔色不良で著しい虚証の時は、帰耆建中湯（きぎけんちゅうとう）（煎薬）を用いる。
- 最近では、ピロリ菌感染症による血小板減少症が注目されており、難治性の血小板減少症では、一応考慮する。

漢方医の特発性血小板減少性紫斑病の治療

体力がある場合（実証）
- 黄連解毒湯（おうれんげどくとう）：のぼせ、イライラの症状。

体力がない場合（虚証）
- 加味帰脾湯（かみきひとう）：貧血気味で精神不安、うつ状態、動悸。
- 柴胡桂枝湯（さいこけいしとう）：胸脇苦満。
- 桂枝加朮附湯（けいしかじゅつぶとう）：胃腸虚弱で冷えがある時。

加味帰脾湯（かみきひとう）

〔目標〕①貧血　②抑うつ　③不眠
〔解説〕帰脾湯に柴胡、梔子を加えたものである。虚証から中間証に用い、うつ病の第一選択薬であり、漢方の抗うつ薬である。血小板減少性紫斑病に用いると、血小板の増加をみることがある。
〔腹証〕貧血、不眠症、精神不安、神経症

■レセプトに記載すべき症状病名
貧血、不眠症、精神不安、神経症

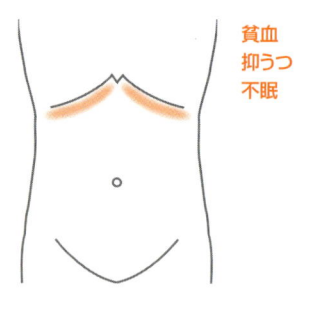

貧血
抑うつ
不眠

代謝疾患

- 26 糖尿病に人参湯 57
- 27 高脂血症に柴胡桂枝湯 59
- 28 メタボリックシンドロームに防風通聖散 61

26 糖尿病に人参湯(にんじんとう)

　糖尿病は、1型と2型の2つの型に分類される。1型はインスリンが欠乏する糖尿病で、2型はインスリン抵抗性（インスリンの作用が障害されている状態）、インスリン分泌障害、グルコース（糖）産生増加を特徴とする糖尿病である。典型的な症状としては、口渇、多尿、多飲、体重減少などがある。

　糖尿病の治療は、食事療法、運動療法、薬物療法がある。漢方薬も一定の効果があることが知られている。糖尿病は古代では消渇病と呼ばれ、多くの漢方治療が行われてきた。

> **糖尿病の第1選択薬：人参湯(にんじんとう)**
> 【処方例】ツムラ人参湯　7.5g分3食間　14日分

解説

- 漢方生薬の中で血糖降下作用を有するものは、麻黄(まおう)、人参(にんじん)、葛根(かっこん)、栝樓根(ろこん)、地黄(じおう)、山茱萸(さんしゅゆ)、茯苓(ぶくりょう)、蒼朮(そうじゅつ)、麦門冬(ばくもんどう)、知母(ちも)などが報告されている（山田光胤，丁宗鉄：生薬ハンドブック，ツムラ，1994）が、麻黄(まおう)や人参(にんじん)などの生薬を含む処方である続命湯(ぞくめいとう)（麻杏甘石湯合人参湯(まきょうかんせきとうごうにんじんとう)）がよく処方されている。

さらに詳しく解説

- 続命湯は、血糖や HbA1c を改善する効果がある。続命湯の中の麻黄や人参には、血糖を下げる効果がある。麻黄には、血圧上昇、頻脈、排尿障害などの副作用があるので、心筋梗塞や狭心症などの虚血性心疾患には使用禁忌とされ、高齢者や高血圧の患者には慎重に使用すべきである。
- その他、口渇や多尿の症状がある時には、白虎加人参湯を用いる。
- 糖尿病性神経障害のしびれの症状に対しては、牛車腎気丸が70％有効であるという報告がある。牛車腎気丸は濃度依存性にアルドーズ還元酵素活性を阻害する。（多和田真人：漢方医学 9, 48-50, 1985.）
- 糖尿病性網膜症に対しては、柴苓湯が視力障害や変視症に有意な改善が認められたという報告がある。（磯部裕：薬理と臨床 3, 165-179, 1993.）

漢方医の糖尿病の治療

体力がある場合（実証）
- 続命湯（麻杏甘石湯合人参湯）：胃腸が丈夫な時。

体力がない場合（虚証）
- 人参湯：胃腸虚弱、冷え症。
- 四君子湯：全身倦怠感、胃腸虚弱。

その他
- 牛車腎気丸：糖尿病性神経障害。
- 柴苓湯：糖尿病性網膜症。

〔注〕続命湯（煎薬）（杏仁4、麻黄3、桂皮3、人参3、当帰3、川芎2、乾姜2、甘草2、石膏6）。エキス製剤では、麻杏甘石湯合人参湯で代用する。

人参湯（にんじんとう）

〔目標〕冷え症　②下痢　③腹痛
〔解説〕胃腸虚弱で冷え症があり、下痢、腹痛、多量の薄い唾液がある者に用いる。理中湯と同じ。急性および慢性胃腸炎、胃潰瘍、糖尿病に用いる。
〔腹証〕心下痞鞕

■ レセプトに記載すべき症状病名
急性・慢性胃腸カタル、胃アトニー症、胃拡張、悪阻（つわり）、萎縮腎

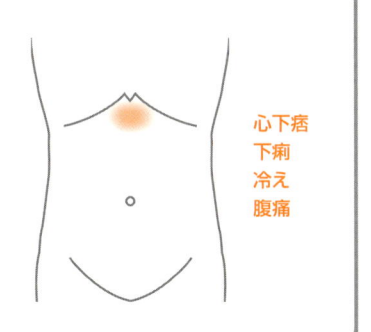

心下痞
下痢
冷え
腹痛

27 高脂血症に柴胡桂枝湯

　高脂血症（脂質異常症）とは、血液中のLDLコレステロールが140mg/dL以上、中性脂肪150mg/dL以上の状態をいう。治療の基本はライフスタイルの改善であり、食事療法や運動の励行である。漢方薬も一定の効果を有する。

高脂血症の第1選択薬：柴胡桂枝湯
【処方例】ツムラ柴胡桂枝湯　7.5g分3食間　14日分

解説

● 柴胡桂枝湯は、体力がふつうの場合（中間証）で季肋部の苦満感があり、腹痛などのある者に用いる。腹証は、腹部の力は中等度で、胸脇苦満と腹皮拘急（腹直筋の攣急）がみられる。柴胡桂枝湯は、柴胡5g、半夏4g、黄芩2g、生姜1g、大棗2g、人参2g、甘草2g、芍

薬2g、桂皮2gより構成され、柴胡が主薬である。柴胡には、コレステロールや中性脂肪を低下させる効果がある。

さらに詳しく解説

- 体力がある場合（実証）、肥満で太鼓腹の者には、防風通聖散を用いる。腹力が充実して、季肋部の苦満感がある時には、大柴胡湯を用いる。瘀血のある者には、桂枝茯苓丸を用いる。
- 体力がない場合（虚証）、胃腸虚弱の者には、六君子湯を用いる。腰痛や夜間頻尿のある者には、八味地黄丸を用いる。
- 現実には漢方だけで高脂血症を治療するのは困難な場合が多いので、現代医学の薬と併用するのがふつうである。

漢方医の高脂血症の治療

体力がある場合（実証）
- 防風通聖散：肥満で太鼓腹。
- 大柴胡湯：腹力充実して、季肋部の苦満感がある時。
- 桂枝茯苓丸：瘀血がある時。

体力がふつうの場合（中間証）
- 柴胡桂枝湯：季肋部の苦満感があり、腹痛などがある。

体力がない場合（虚証）
- 柴芍六君子湯（煎薬）：胃腸虚弱。
- 八味地黄丸：腰痛や夜間頻尿がある時。

＊柴芍六君子湯は六君子7.5gと小柴胡湯2.5gで代用できる。

[参考文献]

山本昌弘：高脂血症　代謝29, 212-219, 1992（臨時増刊号）

Column [コラム]

養生

1、食事は、腹7分目を守り、肥満にならないようにする。
2、食物繊維を多くとる。
3、適度な運動をして脂肪を燃やしてしまうようにする。
4、喫煙は止めるようする。

28 メタボリックシンドロームに防風通聖散（ぼうふうつうしょうさん）

　先進国での死亡と身体障害の大きな原因は、脳卒中と心臓病である。さらにこれらの疾患の原因としては、動脈硬化が最も重要である。2001年、米国で、メタボリックシンドロームの概念と診断基準が発表され、肥満（腹囲で判定）、中性脂肪（150mg/dL以上）、HDLコレステロール、血圧、空腹時血糖により判定するとしている。

　2005年、日本内科学会雑誌に、①腹囲男性85cm、女性90cm以上が必須、かつ 血圧130/85mmHg以上②中性脂肪150mg/dL以上またはHDL-c40mg/dL未満③血糖110mg/dL以上、の3項目中2項目以上の時に、メタボリックシンドロームと診断するという基準が発表された。

メタボリックシンドロームの第1選択薬：防風通聖散（ぼうふうつうしょうさん）

【処方例】ツムラ防風通聖散　7.5g分3食間　14日分

解説

● 防風通聖散（ぼうふうつうしょうさん）は、体力が充実（実証）（じっしょう）し、腹部が膨満して力のある、い

わゆる太鼓腹で肥満して便秘がちの者に用いる。脈には、力がある。

> **さらに詳しく解説**

- 体力が充実（実証）して、腹部に力があり、季肋部に抵抗感（胸脇苦満）があるものは大柴胡湯を用いる。腹部が充実して、下腹部に抵抗圧痛がある者は、桃核承気湯を用いる。
- 体力がふつうの場合（中間証）で、月経不順、のぼせ、下腹部に抵抗圧痛（瘀血）がある者は、桂枝茯苓丸を用いる。
- 体力のない場合（虚証）、色白で、皮膚が水っぽいタイプの肥満症（水太り）の者には、防已黄耆湯を用いる。
- 漢方治療の基本は、体にとって有害なもの、余分なものを体外へ出すというものである。
- 防風通聖散や大柴胡湯を服用して下痢が出現する場合があり、このような時は、防風通聖散や大柴胡湯の適応でない可能性がある。大柴胡湯は、柴胡の副作用として、間質性肺炎がみられるので、咳や息切れが出現したら注意が必要である。

漢方医のメタボリックシンドロームの治療

体力がある場合（実証）
- 大柴胡湯：季肋部に抵抗感があり腹部が充実している時。
- 防風通聖散：太鼓腹で便秘があり肥満がある時。
- 桃核承気湯：腹部が充実して、下腹部に抵抗圧痛がある時。

体力がふつうの場合（中間証）
- 桂枝茯苓丸：月経不順、のぼせ、瘀血の症状がある時。

体力がない場合（虚証）
- 防已黄耆湯：色白で、皮膚が水っぽいタイプの肥満症。

メタボリックシンドローム

Column [コラム]

メタボリックシンドロームの診断基準（日本内科学会雑誌 94, 188-203, 2005）

腹囲男性 85cm、女性 90cm 以上が必須

かつ

a. 血圧 130/85mmHg 以上
b. 中性脂肪 150mg/dL 以上または HDL-c40mg/dL 未満
c. 血糖 110mg/dL 以上

の3項目中2項目以上

防風通聖散（ぼうふうつうしょうさん）

〔目標〕①肥満　②便秘　③実証
〔解説〕身体の中に溜まった、身体にとって不要な毒を体外に排出する効能がある。肥満症の治療に用いる。
〔腹証〕腹部膨満

■ **レセプトに記載すべき症状病名**
高血圧の随伴症状（どうき、肩こり、のぼせ）、肥満症、むくみ、便秘

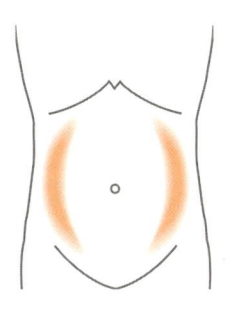

代謝疾患

神経疾患

29 三叉神経痛に葛根湯 64
30 片頭痛に呉茱萸湯 65
31 顔面神経麻痺（ベル麻痺）に葛根湯 67
32 脳血管障害後遺症に桂枝加朮附湯 68
33 坐骨神経痛に芍薬甘草湯合麻黄附子細辛湯 70
34 パーキンソン病に抑肝散 71

29 三叉神経痛に葛根湯

　三叉神経痛は、三叉神経の支配領域、すなわち口唇、歯肉、頬部、顎などに起こる疼痛である。発作性で、鋭く、短い、激痛が反復する。血管による三叉神経根は上小脳動脈や屈曲した静脈により生じ、薬剤による治療が無効の時は手術治療が考慮される。西洋医学的薬物治療としてはカルバマゼピンが有効とされている。漢方治療も一定の効果がある。

> **三叉神経痛の漢方治療の第1選択薬：葛根湯**
> 【処方例】ツムラ葛根湯　7.5g分3食間　7日分

解　説

- 葛根湯は、通常の三叉神経痛に効果がある。煎薬を用いることができれば蒼朮3gを加えるとよく効く。通常の葛根湯の適応症状は、体力は中等度以上であり、脈に力がある。
- 明らかに虚弱で体力の低下した者や高齢者は、虚証であることが多く、桂枝加朮附湯を用いる場合が多い。
- 強い冷えがある時には麻黄附子細辛湯を用いる。
- 体力があり、葛根湯で無効の時は、葛根湯より実証の処方である越

越婢加朮湯を用いる。
- 筆者は中年の女性の三叉神経痛に対して、葛根加朮附湯（煎薬）で著効を得た経験がある（葛根加朮附湯はエキス製剤がある）。
- その他、口渇、尿減少などがあれば五苓散が有効な場合がある。

漢方医の三叉神経痛の治療

体力がある場合（実証）
- 越婢加朮湯：浮腫と尿の減少、皮膚のしまりがある時。

体力がふつうの場合（中間証）
- 葛根湯：項部から背中にかけてこわばりがあり、筋肉の緊張が良い時。

体力がない場合（虚証）
- 桂枝加朮附湯：発汗傾向があり悪寒、尿減少、関節の痛みがある時。

強い冷えの時
- 麻黄附子細辛湯：顔色は蒼白で手足の冷え、疼痛、無気力、倦怠がある時。

30 片頭痛に呉茱萸湯

　片頭痛は、突発的に血管が拡張して、拍動性の頭痛を生ずる。一般的には4〜72時間持続する発作で、片側性で強烈な痛みで悪心、嘔吐を伴うことが多い。片頭痛の誘因としては、アルコール（赤ワイン）、香水、月経、空腹、睡眠不足、不安、失望などがある。

　現代医学的な治療としては、非ステロイド性抗炎症薬や5-HT1作動薬（トリプタン製剤）が用いられるが、様々な副作用が問題となる。漢方薬は、副作用はほとんどなく、しばしば劇的な効果を有する。ほとん

どの場合、漢方薬を単独で用いている。

> **片頭痛の漢方治療の第1選択薬：呉茱萸湯**
> 【処方例】ツムラ呉茱萸湯　7.5g分3食間　7日分

解説
- 呉茱萸湯の適応症状は、肩こり、心窩部がつかえる、頭痛、嘔吐、手足の冷えなどである。
- 片頭痛に胃腸虚弱、頭重感、めまい、食後の倦怠感などを伴う時は、半夏白朮天麻湯を用いる。
- 片頭痛に吐き気、めまい、口渇を伴う場合は五苓散を用いる。
- 実際の処方では、呉茱萸湯単独で十分な効果を得ることができない場合は、五苓散を合方してもよい。また、呉茱萸湯と半夏白朮天麻湯を合方して用いて著効を得たことがある。

漢方医の片頭痛の治療

体力がある場合（実証）
- 桃核承気湯：便秘、下腹部の圧痛、精神症状がある時。

体力がふつうの場合（中間証）
- 五苓散：口渇、尿が少なくて浮腫がある時。

体力がない場合（虚証）
- 呉茱萸湯：激しい頭痛、嘔吐、下肢の冷え、心窩部のつかえ。
- 半夏白朮天麻湯：胃腸虚弱、頭重感、めまい、食後の倦怠感などを伴う時。
- 桂枝人参湯：虚弱体質で、下痢傾向。
- 麻黄附子細辛湯：顔色は蒼白で手足の冷え、疼痛、無気力、倦怠。

31 末梢性顔面神経麻痺（ベル麻痺）に葛根湯（かっこんとう）

　末梢性顔面神経麻痺（ベル麻痺）は突然に発症し、顔面神経によって支配される顔面筋の弛緩性麻痺が出現し、24時間で麻痺は完成する。8割の患者は、数週から数カ月で回復する。副腎皮質ステロイドをできるだけ早期に投与することにより、回復時間を短縮することが明らかにされている。漢方薬を副腎皮質ステロイドと併用するとよい。

> **末梢性顔面神経麻痺（ベル麻痺）の漢方治療の第1選択薬：葛根湯（かっこんとう）**
> 【処方例】ツムラ葛根湯　7.5g分3食間　7日分

解説

- 葛根湯（かっこんとう）は、末梢性顔面神経麻痺（ベル麻痺）の実証（じっしょう）、中間証（ちゅうかんしょう）にはよく効く。葛根湯の適応症状は、汗がない、脈に力がある、体力は中等度以上である。
- 明らかに虚弱で体力の低下した者や高齢者は、虚証（きょしょう）であることが多く、桂枝加朮附湯（けいしかじゅつぶとう）を用いる場合が多い。
- 実証で、急性期を過ぎて顔面神経麻痺が残る場合は、続命湯（ぞくめいとう）（エキスでは、麻杏甘石湯（まきょうかんせきとう）と人参湯（にんじんとう）を合方）である。
- 柴苓湯（さいれいとう）は、副腎皮質ステロイドとの比較した研究で、遜色のない治療結果が得られている。
- 1週間過ぎても改善傾向がなければ、鍼治療も考慮する。もちろん状況が許せば、病初期より鍼治療を行ってもよい。

[参考文献]
堀口勇他：漢方と最新治療7, 363-368, 1999

漢方医の顔面神経麻痺の治療

体力がある場合（実証）
- 麻杏甘石湯合人参湯：腹部は充実して喘咳、浮腫がある時。

体力がふつうの場合（中間証）
- 葛根湯：項部から背中にかけてこわばりがあり、筋肉の緊張が良い時。

体力がない場合（虚証）
- 桂枝加朮附湯：発汗傾向があり悪寒、尿減少、関節の痛みがある時。

＊麻杏甘石湯合人参湯は、煎薬では続命湯を用いる。

32 脳血管障害後遺症に桂枝加朮附湯

　脳血管障害の急性期については、現代医学的な救命治療が基本であり優先される。しかし、急性期を過ぎて、亜急性期、慢性期においては、東洋医学的治療も併用すると良い効果が得られる。場合によっては、鍼灸治療も有用である。

脳血管障害後遺症の第1選択薬：桂枝加朮附湯
【処方例】ツムラ桂枝加朮附湯　7.5g分3食間　7日分

解説

- 桂枝加朮附湯は、発汗傾向があり悪寒、尿減少、関節の痛みのある時に用いる。
- 体力がある場合（実証）、腹部は充実して喘咳、浮腫がある時には続命湯（麻杏甘石湯＋人参湯）を用いる。続命湯は、約2000年前に著された『金匱要略』に記載された薬で、「続命湯は、脳卒中などで、身体の自由がきかず、言語障害、めまい、痛覚障害や、四肢がひき

神経疾患

つれて、寝返りができない状態を治療できる」とあり、約2000年間、脳血管障害後遺症に対して、広く用いられてきた。
- 続命湯の構成生薬は、麻黄、杏仁、甘草、石膏、人参、乾姜、桂枝、当帰、川芎、である。麻杏甘石湯＋人参湯が類似した処方である。
- 体力が普通の場合（中間証）、のぼせ、顔面紅潮の症状がある時は、黄連解毒湯を用いる。
- 鍼灸治療も脳卒中症状を改善する効果があり、近隣の鍼灸師に治療を依頼するとよい。
- 養生としては、規則正しい生活に心がけ、仕事上での過労やストレスを避け、またストレスを発散し、節制をして肥満にならないようにすべきである。

漢方医の脳血管障害後遺症の治療

体力がある場合（実証）
- 続命湯（麻杏甘石湯合人参湯）：腹部は充実して喘咳、浮腫がある時。

体力がふつうの場合（中間証）
- 黄連解毒湯：のぼせ・顔面紅潮。

体力がない場合（虚証）
- 桂枝加朮附湯：高齢者や虚弱な者。

桂枝加朮附湯（けいしかじゅつぶとう）

〔目標〕①疼痛　②動悸　③陰証虚証
〔解説〕自汗傾向があり、陰証および虚証で疼痛、眩暈、動悸などを呈するものを治する。
〔腹証〕腹皮拘急

■ レセプトに記載すべき症状病名
関節痛、神経痛

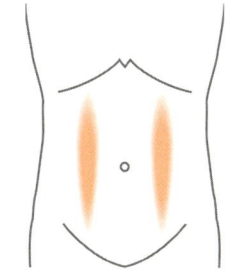

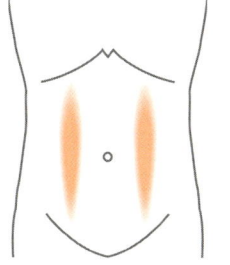

33 坐骨神経痛に芍薬甘草湯合麻黄附子細辛湯

坐骨神経痛は、腰痛や背部痛、坐骨神経に沿った疼痛として認識され、第5腰椎あるいは第1仙椎の脊髄根神経の病変や椎間板ヘルニアによるものが多い。

> **坐骨神経痛の第1選択薬：芍薬甘草湯合麻黄附子細辛湯**
> **（2剤を合方する）**
>
> 【処方例】ツムラ芍薬甘草湯　7.5g分3食間　7日分
> 　　　　　コタロー麻黄附子細辛湯　6cap分3食間　7日分

解説

- 身体が丈夫な人や便秘傾向のある坐骨神経痛には芍甘黄辛附湯（エキス製剤では、芍薬甘草湯 7.5g/日、加工ブシ末 1.5g/日、大黄末 1.0g/日を合方する）である。加工ブシ末と大黄末の量は人によって加減する。大便は軟便程度になるよう調節する、水様性下痢では、大黄の量が多すぎる。
- 明らかに虚弱な人には桂枝加朮附湯を、腹直筋の突っ張りと瘀血が見られれば当帰建中湯を、しもやけや四肢末端の冷えが見られれば当帰四逆加呉茱萸生姜湯を用いる。
- 妊産婦、女性に伴う坐骨神経痛は、瘀血が関与していることが多く当帰芍薬散、当帰建中湯、桂枝茯苓丸などを用いる。

漢方医の坐骨神経痛の治療

体力がある場合（実証）
- 芍甘黄辛附湯：便秘傾向。

体力がふつうの場合（中間証）
- 芍薬甘草湯合麻黄附子細辛湯：手足が冷えて疼痛がある時。

体力がない場合（虚証）
- 桂枝加朮附湯：高齢者や虚弱な者。
- 当帰建中湯：腹直筋の突っ張りと下腹部痛（瘀血）。
- 当帰四逆加呉茱萸生姜湯：しもやけや四肢末端の冷え。

34 パーキンソン病に抑肝散

ドパミン作動性神経細胞の減少により、振戦、固縮、無動を主な症状とする病気である。ドパミン製剤が治療の主流であるが、漢方薬も一定の効果を有する。

> **パーキンソン病の第1選択薬：抑肝散**
> 【処方例】ツムラ抑肝散　7.5g分3食間　7日分

解 説

- 体力がなく虚弱な者で、抑肝散が無効の時は、黄耆建中湯を用いる。
- 体力があり、腹部が充実して便秘を伴う時には、大承気湯を少量、抑肝散に合方する。
- 漢方の臓腑理論では、パーキンソン病の「振るえ」は「肝」の病と考えられ、肝の高ぶりを抑える作用の薬（抑肝散）を用いる、と説明される。
- 通常は現代医学の薬と併用して用いる。

漢方医のパーキンソン病の治療

体力がある場合（実証）
- 大承気湯合抑肝散（だいじょうきとうごう よくかんさん）：筋肉の強直、便秘があり、腹部が充実している時。

体力がふつうの場合（中間証）
- 抑肝散（よくかんさん）：不機嫌で怒り易く神経過敏の時。

体力がない場合（虚証）
- 黄耆建中湯（おうぎけんちゅうとう）：体力低下して、寝汗、自汗、腹痛などがある時。

抑肝散（よくかんさん）

〔目標〕①神経過敏　②怒りやすい　③不眠

〔解説〕成人の神経過敏、不眠や小児のけいれん発作、夜泣きなどに用いる。最近では、アルツハイマー病に用いられる。

〔腹証〕胸脇苦満

■ レセプトに記載すべき症状病名
神経症、不眠症、小児夜泣き、小児疳症

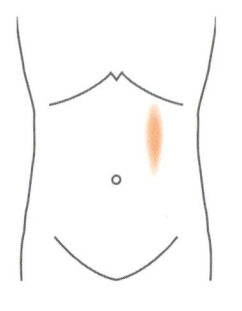

耳鼻科疾患

- **35** 花粉症、アレルギー性鼻炎に小青竜湯（冷え症の花粉症に麻黄附子細辛湯）......73
- **36** 副鼻腔炎に葛根湯加川芎辛夷......74
- **37** めまいに苓桂朮甘湯......76
- **38** 滲出性中耳炎に柴苓湯......79
- **39** 特発性難聴に小柴胡湯合香蘇散......80

35　花粉症、アレルギー性鼻炎に小青竜湯（冷え症の花粉症に麻黄附子細辛湯）

　花粉症は、眼の痒み、鼻汁、鼻閉、くしゃみなどを主な症状とし、木や草の花粉が、風に乗って飛散する時に起こるアレルギーである。花粉症には季節性がある。一般には、抗ヒスタミン薬や抗アレルギー薬などがよく使われる。眠気が副作用として問題となる。眠気がない花粉症の薬として、小青竜湯は有用である。

> **花粉症の第1選択薬：小青竜湯**
> 【処方例】ツムラ小青竜湯　9g分3食間　7日分

解 説

- よほど虚弱な人でなければ、花粉症では小青竜湯が用いられる。
- 丈夫な人で、小青竜湯で無効である花粉症には、越婢加朮湯が用いられる。
- 虚弱で体力のない花粉症の人には苓甘姜味辛夏仁湯が用いられる。
- 冷えが強い花粉症の人には麻黄附子細辛湯が用いられる。
- くしゃみが頻発し、小青竜湯で効果のない者は麦門冬湯で有効な場

合がある。麦門冬湯は、下から上へ突き上げる症状の時用いられ、込み上げてくるくしゃみの時に有効である。

漢方医の三叉神経痛の治療

体力がある場合（実証）
- 越婢加朮湯（えっぴかじゅつとう）：浮腫と尿の減少、皮膚のしまりがある。

体力がふつうの場合（中間証）
- 小青竜湯（しょうせいりゅうとう）：腹力が中等度で、気管支喘息を伴うことがある。

体力がない場合（虚証）
- 苓甘姜味辛夏仁湯（りょうかんきょうみしんげにんとう）：冷え症で貧血気味で、胃腸虚弱。

強い冷えの時
- 麻黄附子細辛湯（まおうぶしさいしんとう）：顔色は蒼白で手足の冷え、疼痛、無気力、倦怠がある。

36 副鼻腔炎（蓄膿症）に葛根湯加川芎辛夷（かっこんとうかせんきゅうしんい）

　副鼻腔炎の急性、慢性の両方に葛根湯加川芎辛夷（かっこんとうかせんきゅうしんい）を用いることができる。抗菌薬を中心とする現代医学の治療と葛根湯加川芎辛夷を併用するとよい効果が得られる。

副鼻腔炎の第１選択薬：葛根湯加川芎辛夷（かっこんとうかせんきゅうしんい）

【処方例】ツムラ葛根湯加川芎辛夷　7.5g分3食間　7日分

解説

- 葛根湯加川芎辛夷（かっこんとうかせんきゅうしんい）は、葛根湯の適応症状があって副鼻腔炎を有するものに用いるので、一見して虚弱な者には、葛根湯加川芎辛夷は投

与はしない方がよい。葛根湯については p.2 参照。
- 体力がある場合（実証）で胸脇苦満があれば、大柴胡湯を用いる。太鼓腹で便秘があり肥満のある時は、防風通聖散を用いる。
- 体力がふつうの場合（中間証）で鼻閉が強く膿性鼻汁のある時は、辛夷清肺湯を用いる。胸脇苦満があれば、小柴胡湯加桔梗石膏を用いる。
- 体力がない場合（虚証）、胃腸虚弱で疲れやすい者には、補中益気湯を用いる。また、頭痛、めまい、冷えのある時は半夏白朮天麻湯を用いる。

漢方医の副鼻腔炎の治療

体力がある場合（実証）
- 防風通聖散：太鼓腹で便秘があり肥満のある者。
- 大柴胡湯：季肋部に抵抗感があり腹部が充実した者。

体力がふつうの場合（中間証）
- 葛根湯加川芎辛夷：肩こりと筋肉の緊張が良い時。
- 辛夷清肺湯：鼻閉、膿性鼻汁や鼻茸などを伴う時。

体力がない場合（虚証）
- 補中益気湯：胃腸虚弱で疲れやすい者。

辛夷清肺湯（しんいせいはいとう）

〔目標〕①鼻閉塞　②副鼻腔炎　③中間証
〔解説〕中間証で熱証の副鼻腔炎に用いる。
〔腹証〕特別な所見はない

■レセプトに記載すべき症状病名
鼻づまり、慢性鼻炎、蓄膿症

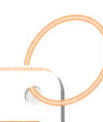

37 めまいに苓桂朮甘湯（りょうけいじゅつかんとう）

めまいはありふれた症状であるが、原因は複雑で多岐にわたっている。簡単には、耳の原因か、中枢神経の原因か、その他に分けて分類される。実際の臨床では、めまいの時、周囲が回転するか（回転性）、回転しないか（非回転性）ということが重要であり、また、胃腸が丈夫であるか、のぼせ、興奮、便秘があるか（実証）、体力は普通にあって、回転性や非回転性のめまいが起こるのか（中間証）、体力がなく、胃腸が弱く下痢しやすいか（虚証）を診察で確認する。

> **めまいの第1選択薬：苓桂朮甘湯（りょうけいじゅつかんとう）**
>
> 【処方例】ツムラ苓桂朮甘湯　7.5g分3食間　7日分

解説

- 苓桂朮甘湯は、体力は普通のタイプで、のぼせ、立ちくらみがあり、非回転性のめまいに用いる。
- 体力がない場合（虚証）には、冷え症、下痢があれば、真武湯を用いる。胃痛、冷え、下痢などがあれば人参湯を用いる。全身倦怠、胃腸虚弱の時には補中益気湯を用いる。
- 頭重、貧血、冷え症や瘀血の症状がある時には当帰芍薬散を用いる。

さらに詳しく解説

- 体力がある場合（実証）、のぼせ、イライラ、興奮のある時は、黄連解毒湯を用いる。冷え症のある場合には黄連解毒湯を用いる機会は少ない。
- 回転性のめまいの時には、沢瀉湯を用いる。沢瀉湯は、エキス製剤にはないが、沢瀉末1g、白朮末0.6gを1日3回に分けて服用する。

生薬末の沢瀉、白朮は健康保険で用いることができる。煎薬を用いることができる環境にあれば、沢瀉湯は煎じ薬として沢瀉 10g、白朮 6g を水 400cc に入れて、耐熱ガラス（ホーローの鍋、アルミの鍋でもよい）で弱火で半分の量になるまで煎じる。出来上がった煎薬を 3 回に分けて食前に服用する。

- 平素身体が丈夫であっても、仕事で無理を重ねたり、過労、ストレス、睡眠不足が続くとめまいが起こり易い状態になり、薬を服用する以前の養生の問題である。また、抑圧された精神状態が続くと、怒り、イライラ、興奮状態となり黄連解毒湯の適応症である。
- 一般外来には、さまざまな検査や治療を受けたが、なかなか治らず漢方治療を受けたいと希望されるめまいの患者がよく来院する。その場合、漢方的に、実証、中間証、虚証、寒熱（冷え症であるか、暑がりであるか）はどうか瘀血（末梢血液の循環障害）はどうか、水毒（水が体内に偏在した状態）などが治療のポイントである。西洋医学のメニエール病は、内リンパ水腫が原因とされていて、漢方医学でいう水毒の一種と考えられる。

漢方医のめまいの治療表

体力がある場合（実証）
- 黄連解毒湯：のぼせ、イライラ、興奮のある時。

体力がふつうの場合（中間証）
- 沢瀉湯：回転性のめまい。
- 苓桂朮甘湯：のぼせ、立ちくらみがあり、非回転性のめまい。

体力がない場合（虚証）
- 真武湯：冷え症、下痢などがあり、非回転性のめまい。
- 人参湯：下痢、胃痛、冷えなど。
- 補中益気湯：全身倦怠、胃腸虚弱。
- 当帰芍薬散：頭重、貧血、冷え症や瘀血の症状がある時。

［注］沢瀉湯はエキス製剤はないので、沢瀉末（たくしゃ）1g、白朮末（びゃくじゅつ）0.6gを混合して、1日3回に分けて服用する。

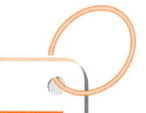

苓桂朮甘湯（りょうけいじゅつかんとう）

〔目標〕①動悸　②めまい（非回転性）　③頭痛
〔解説〕心窩部に水毒があって動悸やめまい（非回転性）を起こす者に用いる。
〔腹証〕特別な所見はない

■ レセプトに記載すべき症状病名
神経質、ノイローゼ、めまい、動悸、息切れ、頭痛

Column ［コラム］

養生が薬

　私自身、めまいの経験がある。今から10年前、一生懸命、ある原稿を睡眠時間を削って書いていた。その頃は電車で横須賀から横浜まで毎朝通勤していて、ある朝、駅のホームで電車に乗ろうとした時、ふらっとしためまいがして、電車とホームのすき間に転落した。駅員や乗客に助けられことなきを得たが、自分自身、過労、ストレス、睡眠不足でめまいが起こることを実感した。このようなめまいの治療は簡単である。休養とよく眠ることで治る。この時はCTスキャンをとり、脳外科の医師の診察を受けたが正常であった。

　めまいの原因として、脳腫瘍、聴神経腫瘍、脳血管障害など生命にかかわる重大な病気の場合もあることを常に念頭に置くとよい。

38 滲出性中耳炎に柴苓湯

　滲出性中耳炎は、中耳腔に滲出液が貯留する病気である。中耳での細菌感染に伴う炎症の遷延化や耳管機能障害によると考えられている。鼓膜の可動性が制限されるため難聴が主な症状であり、貯留した滲出液の除去と中耳の換気が重要である。漢方治療では、柴胡剤と呼ばれる漢方薬で炎症をとり、貯留した滲出液を「水毒」と考えて治療する。

> **滲出性中耳炎の第1選択薬：柴苓湯**
> 【処方例】ツムラ柴苓湯　9g分3食間　7日分

解説

- 柴苓湯は、小柴胡湯と五苓散の合方である。小柴胡湯は、炎症を取る効果があり、五苓散は水毒を治療する薬である。柴苓湯は、体力がふつうの場合（中間証）、口中の苦みや上腹部の抵抗感や圧痛などの症状がある時に用いる。

さらに詳しく解説

- 体力がある場合（実証）、上腹部の抵抗感や圧痛、便秘などの症状がある時には、大柴胡湯を用いる。
- 体力がふつうの場合（中間証）、口中の苦みや上腹部の抵抗感や圧痛などの症状がある時には柴苓湯を用いる。
- 体力がない場合（虚証）、虚弱体質で寝汗、食欲不振、息切れなどの症状がある時には黄耆建中湯を用いる。
- その他、慢性化膿性中耳炎には千金内托散（煎薬）が有効な場合がある。

漢方医の滲出性中耳炎の治療

体力がある場合（実証）
- 大柴胡湯（だいさいことう）：上腹部の抵抗感や圧痛、便秘など。

体力がふつうの場合（中間証）
- 柴苓湯（さいれいとう）：口中の苦みや上腹部の抵抗感や圧痛など。

体力がない場合（虚証）
- 黄耆建中湯（おうぎけんちゅうとう）：虚弱体質で寝汗、食欲不振、息切れなど。

柴苓湯（さいれいとう）

〔目標〕①浮腫　②季肋部のつかえ抵抗感（胸脇苦満）　③尿減少、口渇
〔解説〕小柴胡湯と五苓散の合方である。腎炎、ネフローゼに用いる。
〔腹証〕胸脇苦満

■ レセプトに記載すべき症状病名
水瀉性下痢、急性胃腸炎、暑気あたり、むくみ

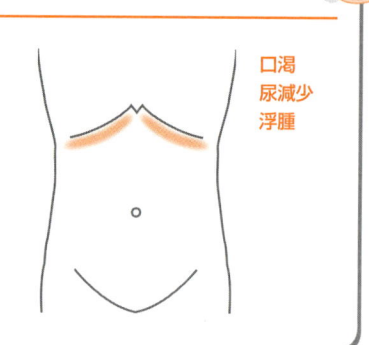

口渇
尿減少
浮腫

---

39 特発性難聴に小柴胡湯合香蘇散（しょうさいことうごうこうそさん）

　突発性難聴は、原因不明に突然発症する内耳（蝸牛と三半規管）の障害による難聴で、通常は、片側だけが障害される。30〜50歳代の壮年期に多くみられ、ストレスが背景にあることが多いと言われている。漢方薬も一定の効果がある。漢方治療では、柴胡剤（さいこざい）と呼ばれる漢方薬で炎症をとることが大切であり、ストレスが関係しているので、「気」の異常を調整する漢方薬が用いられる。

> **特発性難聴の第1選択薬：小柴胡湯合香蘇散**
> **（2剤を合方して用いる）**
>
> 【処方例】ツムラ小柴胡湯　7.5g分3食間　7日分
> 　　　　　ツムラ香蘇散　　7.5g分3食間　7日分

解説

- 特発性難聴の第1選択薬は、小柴胡湯合香蘇散である。小柴胡湯は、炎症を取る効果があり、香蘇散は健胃、発汗、気のうっ滞を散ずる効果がある。体力がふつうの場合（中間証）で、口中の苦みや上腹部の抵抗感や圧痛などの症状がある時に小柴胡湯合香蘇散用いる。
- 体力がある場合（実証）、上腹部の抵抗感や圧痛、便秘などの症状がある時に、大柴胡湯合香蘇散を用いる。
- 体力がない場合（虚証）、虚弱体質で、不定愁訴の多い場合には、加味逍遙散合香蘇散を用いる。

漢方医の特発性難聴の治療

体力がある場合（実証）
- 大柴胡湯合香蘇散：上腹部の抵抗感や圧痛、便秘など。

体力がふつうの場合（中間証）
- 小柴胡湯合香蘇散：口中の苦みや上腹部の抵抗感や圧痛など。

体力がない場合（虚証）
- 加味逍遙散合香蘇散：虚弱体質で、不定愁訴が多い時。

香蘇散（こうそさん）

〔目標〕①胃腸虚弱者の風邪　②抑うつ　③魚肉中毒の発疹
〔解説〕老人や胃腸虚弱者の風邪に用いる。薬に発散の性質があり抑うつに効果ある。突発性難聴には、小柴胡湯と合方して用いる。
〔腹証〕特別な所見はない

■レセプトに記載すべき症状病名
感冒

精神疾患

- 40 神経症に加味逍遙散 83
- 41 うつ病に加味帰脾湯 84
- 42 不眠症に酸棗仁湯 86
- 43 てんかんに柴胡桂枝湯 88
- 44 統合失調症に黄連解毒湯 90

40 神経症に加味逍遙散(かみしょうようさん)

神経症は心因性精神障害であり、不安が主要な症状である。病気の原因には心因が存在し、うつ病や統合失調症と異なるものである。

神経症の第1選択薬：加味逍遙散(かみしょうようさん)

【処方例】ツムラ加味逍遙散　7.5g分3食間　7日分

解 説

- 加味逍遙散(かみしょうようさん)は、虚弱な体質の女性（男性でもよい）が、精神不安、憂うつ感、不眠、手足の冷えを訴え、脈や腹は弱く、軽度の胸脇苦満(きょうきょうくまん)（肋骨弓の下の抵抗と圧痛）が見られる。
- 咽喉部の詰まる感じなどの症状を有すれば、半夏厚朴湯(はんげこうぼくとう)を用いる。
- 虚弱な者で、加味逍遙散が無効の時には、桂枝加竜骨牡蛎湯(けいしかりゅうこつぼれいとう)を用いる。
- 体力が丈夫で、神経過敏や胸脇苦満があれば、柴胡加竜骨牡蛎湯(さいこかりゅうこつぼれいとう)を用いる。
- 興奮やのぼせの症状のある時は、黄連解毒湯(おうれんげどくとう)を用いる。

漢方医の神経症の治療

体力がある場合（実証）
- 柴胡加竜骨牡蛎湯（さいこかりゅうこつぼれいとう）：胸脇苦満、神経過敏。
- 黄連解毒湯（おうれんげどくとう）：のぼせ、興奮。

体力がふつうの場合（中間証）
- 半夏厚朴湯（はんげこうぼくとう）：強い抑うつ感、不安感、喉の違和感。

体力がない場合（虚証）
- 加味逍遙散（かみしょうようさん）：イライラなど、不定愁訴が多い。

加味逍遙散（かみしょうようさん）

〔目標〕①不定愁訴　②中高年女性　③更年期障害

〔解説〕中高年女性で、婦人科手術の既往があり、さまざまな不定愁訴を「ああでもない、こうでもない」と訴える。全身に「かーっ」となったり、のぼせたり、いわゆる「血の道」の症状を呈する。更年期障害、神経症、慢性肝炎などに用いる。

〔腹証〕胸脇苦満、腹力軟弱

■ レセプトに記載すべき症状病名
冷え症、虚弱体質、月経不順、月経困難、更年期障害

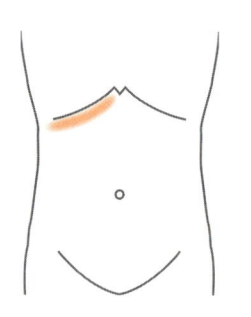

41 うつ病に加味帰脾湯（かみきひとう）

うつ病は、抑うつ気分、睡眠障害、精神運動抑制、自殺念慮などによって特徴づけられる病気である。うつ病の治療では、選択的セロトニン再

取り込み阻害薬（SSRI）やセロトニン・ノルアドレナリン選択的再取り込み阻害薬（SNRI）などが広く用いられているが、漢方薬も一定の効果を有する。通常は現代医学の抗うつ薬と漢方を併用して用いる。

> **うつ病の第1選択薬：加味帰脾湯**
> 【処方例】ツムラ加味帰脾湯　7.5g分3食間　7日分

解説

- 体力があり、加味帰脾湯が無効で、便秘で焦燥感が強い場合には、柴胡加竜骨牡蛎湯を用いる。
- 体力はふつうで、加味帰脾湯が無効で、強い抑うつ感や喉の違和感を訴える場合には、半夏厚朴湯を用いる。
- 体力がなく虚弱な患者で加味帰脾湯が無効の時、イライラや不定愁訴の多い場合には加味逍遙散を用いる。
- うつ病の治療については、治療の基本は「休養」と「薬」である。
- 漢方医学の病理概念に「気」、「血」、「水」という考え方があるが、うつ病は、主に「気」の異常と考えられ、「気」を調節する漢方薬を用いる。

漢方医のうつ病の治療

体力がある場合（実証）
- 柴胡加竜骨牡蛎湯：便秘、焦燥感が強い時。

体力がふつうの場合（中間証）
- 半夏厚朴湯：強い抑うつ感、喉の違和感。

体力がない場合（虚証）
- 加味逍遙散：イライラ、不定愁訴が多い時。
- 加味帰脾湯：不眠、不安で体質が弱い時。第1選択薬。

42 不眠症に酸棗仁湯

　様々な原因により不眠症になるが、心因性不眠症は突然の精神的ショックやストレスのために起こる不眠症で、神経質で過敏な性格の場合がある。また、統合失調症、躁うつ病などの精神疾患によって起こる不眠症もある。漢方薬も一定の効果がある。

> **不眠症の第1選択薬：酸棗仁湯**
> 【処方例】ツムラ酸棗仁湯　7.5g分3食間　7日分

解 説

- 酸棗仁湯は、体力のない場合（虚証）で、神経過敏で、身体に疲労が溜まっている場合に用いる。
- 体力のある場合（実証）、精神が異常に興奮したり、のぼせたりして不眠になる場合には、黄連解毒湯を用いる。動悸、イライラ、不安感、胸部から脇にかけての苦しく張る感じがある時には、柴胡加竜骨牡蛎湯を用いる。
- 体力がふつうの場合（中間証）、精神が緊張していて、イライラしたり、怒りっぽかったりする場合には、抑肝散を用いる。
- 体力のない場合（虚証）、肩こり、冷えのぼせがあり、更年期などに起こる不眠症には、加味逍遙散を用いる。

さらに詳しく解説

- 漢方薬には、強い睡眠効果はないが、依存性もなく副作用はほとんどみられない。「気」のめぐりが悪くなることによって、不眠になると考え、主に「気」に作用する漢方薬を用いて治療する。
- 鍼灸に興味があれば、足のかかとの失眠穴に簡便灸（カマヤミニ、千

年灸）をすると効果がある。実際には、1日1回、毎日夕食後に、失眠穴に灸をするとよい。
- ［副作用］黄連解毒湯は、山梔子、黄芩、黄連、黄柏からなり、山梔子には下剤としての効果があり下痢になることがある。柴胡加竜骨牡蛎湯には大黄が含まれていて、下痢に注意が必要である。抑肝散、加味逍遙散には、柴胡が含まれているので、間質性肺炎が発症することがあり、頑固な咳や息切れの出現に注意すべきである。
- その他、健忘や貧血などを伴う不眠症に加味帰脾湯を用いる。

漢方医の不眠症の治療

体力のある場合（実証）
- 黄連解毒湯：精神が異常に興奮したり、のぼせたりして不眠。
- 柴胡加竜骨牡蛎湯：動悸、イライラ、不安感があり、胸部から脇にかけての苦しく張る感じがある。

体力がふつうの場合（中間証）
- 抑肝散：精神が緊張していて、イライラしやすく、怒りっぽい時。

体力がない場合（虚証）
- 酸棗仁湯：神経過敏で、身体に疲労が溜まっている時。
- 加味逍遙散：肩こり、冷えのぼせがあり、更年期などに起こる不眠症。
- 温胆湯加酸棗仁黄連（煎薬）：大病後や無理な事をした後の疲労により生じた不眠。

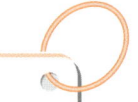

酸棗仁湯 (さんそうにんとう)

〔目標〕①疲労による不眠　②虚証　③入眠障害
〔解説〕体力が衰弱して疲労し不眠となる者によい。
〔原典〕虚労、虚煩眠るを得ざるは酸棗仁湯之を主る。(金匱要略)
〔腹証〕特別な所見ない

■レセプトに記載すべき症状病名
不眠症

Column [コラム]

不眠症の補助療法 (薬を使わない治療法) ― 不適切な生活習慣の改善

1) 就寝時間を規則正しくし、2回以上の昼寝はしない。起床時間も一定に決める。
2) 夕方からコーヒーやたばこ、多量のアルコールの飲用を避け、寝る前の過度の空腹も避ける。
3) 一定の時間に軽い運動や、温い湯でゆっくり入浴する。
4) 眠る直前には読書や運動を避ける。寝る時の環境 (寝具、音、光、温度、湿度など) を整える。
5) 寝床の中で、睡眠と関係ないこと (軽食をとる、テレビを観る) はしない。

43 てんかんに柴胡桂枝湯

　てんかんは、脳の神経細胞に発作性の異常な電気的興奮が起こり、その結果、発作性かつ再発性に運動や意識、知覚、自律神経などの様々な

症状が生ずるものである。抗てんかん薬の進歩はめざましいものがあるが、臨床的な経験から言えば、漢方薬もかなり有効である。抗てんかん薬と漢方薬を併用すると、抗てんかん薬の量を少なくすることができる場合がある。

> **てんかんの第1選択薬：柴胡桂枝湯**
> 【処方例】ツムラ柴胡桂枝湯　7.5g分3食間　7日分

解説

- てんかんの第1選択薬は、柴胡桂枝湯である。
- 柴胡桂枝湯がなければ、小柴胡湯と桂枝加芍薬湯を合方してもよい。
- 体力のある場合（実証）は、胸脇苦満があれば、柴胡加竜骨牡蛎湯を用いる。
- 体力のない場合（虚証）は、虚弱な小児でよくあくびをする小児には、甘麦大棗湯を用いる。
- 熱性けいれんの漢方治療も、てんかんと同様に用いる。

漢方医のてんかんの治療

体力がある場合（実証）
- 柴胡加竜骨牡蛎湯：比較的丈夫な体質の小児。

体力がふつうの場合（中間証）
- 柴胡桂枝湯：風邪を引き易い小児。てんかんの第1選択薬。

体力がない場合（虚証）
- 甘麦大棗湯：虚弱で、よくあくびをする小児。

44 統合失調症に黄連解毒湯

　統合失調症は、1911年、スイスの精神科医ブロイラーが「精神機能が分裂している」ことが重要な特徴であると主張し、精神分裂病という病名を提唱して最近まで広く用いられていた。統合失調症の症状は、幻覚や妄想、考えの乱れがあり、明らかな原因がなく、主として青年期に出現する。その症状は、徐々に進行し、社会生活や対人関係を維持するのが困難となっていく。漢方薬は、統合失調症の治療に一定の効果を有する。

> **統合失調症の第1選択薬：黄連解毒湯（おうれんげどくとう）**
> 【処方例】ツムラ黄連解毒湯　7.5g分3食間　7日分

解説

- 漢方では、「火」の邪気が体内に充満すると「狂」の症状が出現するという考えがあり、黄連解毒湯（おうれんげどくとう）などの火を鎮める漢方薬が、統合失調症ではよく用いられる。

さらに詳しく解説

- 体力が充実して、動悸、イライラ、不安感があり、胸部から脇にかけて苦しく張る感じがある時には、柴胡加竜骨牡蛎湯（さいこかりゅうこつぼれいとう）を用いる。
- 瘀血（おけつ）が関係する場合、出産などを契機に発症する場合には、桃核承気湯（とうかくじょうきとう）を用いる。漢方では、瘀血が精神を冒すと「狂」の症状が出現するという考え方がある。
- 体力がふつうで精神が緊張していて、イライラしたり、怒りっぽかったりする場合には抑肝散（よくかんさん）を用いる。
- 体力がなく、虚弱で更年期などに起こる場合には、加味逍遙散（かみしょうようさん）を用

いる。
- 体力の低下した人で発汗傾向があり、動悸がある場合には桂枝加竜骨牡蛎湯(けいしかりゅうこつぼれいとう)を用いる。
- 漢方薬と抗精神薬を併用することにより、抗精神薬を減量できる場合がある。

漢方医の統合失調症の治療

体力がある場合（実証）
- 黄連解毒湯(おうれんげどくとう)：精神が異常に興奮していて、のぼせがある。第1選択薬。
- 柴胡加竜骨牡蛎湯(さいこかりゅうこつぼれいとう)：動悸、イライラ、不安感があり、胸脇苦満がある。
- 桃核承気湯(とうかくじょうきとう)：瘀血が関与している場合、出産を契機に発症したもの。

体力がふつうの場合（中間証）
- 抑肝散(よくかんさん)：精神が緊張、イライラ、怒りっぽい。

体力がない場合（虚証）
- 加味逍遙散(かみしょうようさん)：更年期に発症した時。
- 桂枝加竜骨牡蛎湯(けいしかりゅうこつぼれいとう)：発汗傾向、動悸がある時。

運動器疾患

- **45** 五十肩に二朮湯 92
- **46** 変形性膝関節症に防已黄耆湯
   ヘベルデン結節に防已黄耆湯
   顎関節症に防已黄耆湯 94
- **47** 関節リウマチに桂枝加朮附湯 97
- **48** こむら返りに芍薬甘草湯 99

45　五十肩に二朮湯（にじゅつとう）

　五十肩は、40歳から50歳代の中高年に多く見られる病気で、腕が挙上できない、エプロンを後で結べない、などの症状がある。肩関節の加齢の変化によって生ずる病気である。夜間に疼痛が増悪する。

> **五十肩の第1選択薬：二朮湯（にじゅつとう）**
> 【処方例】ツムラ二朮湯　7.5g分3食間　7日分

解　説

- 二朮湯（にじゅつとう）の主要な生薬は、蒼朮（そうじゅつ）、白朮（びゃくじゅつ）、茯苓（ぶくりょう）であり、いずれも利水作用があり、肩の水毒を取り除く作用がある。
- 体力がない場合（虚証（きょしょう））で二朮湯が無効の時には、二朮湯と桂枝加朮附湯（けいしかじゅつぶとう）を合方して用いる。
- 体力がある場合（実証（じっしょう））で二朮湯が無効の時には、二朮湯と葛根湯（かっこんとう）や越婢加朮湯（えっぴかじゅつとう）を合方して用いる。
- 〔保険診療上の注意〕本章で述べた漢方薬のうち、五十肩の保険適応があるのは、二朮湯のみである。桂枝加朮附湯、葛根湯、越婢加朮湯を用いる場合、適切な保険診療上の病名、症状の記載が必要である。

例えば、桂枝加朮附湯であれば、関節痛、神経痛が必要である。葛根湯であれば、肩こり、上半身の神経痛が必要である。
- 〔注意すべき副作用〕二朮湯と合方する場合には、甘草の量に注意する。
- その他、女性の自律神経症状を伴う五十肩では加味逍遙散を用いる。

漢方医の五十肩の治療

体力がある場合（実証）
- 二朮湯＋越婢加朮湯：浮腫や発汗傾向があり口渇がある。
- 二朮湯＋葛根湯：肩こりがあり、筋肉が締まっている。

体力がふつうの場合（中間証）
- 二朮湯：五十肩の第1選択薬。

体力がない場合（虚証）
- 二朮湯＋桂枝加朮附湯：胃腸虚弱で冷えがある時。
- 附子湯（煎薬）：冷えと疼痛が甚だしい時。
- 十味剉散（煎薬）：血虚による五十肩。

二朮湯（にじゅつとう）

〔目標〕①五十肩 ②中間証 ③水太り体質
〔解説〕五十肩に用いる。より実証には麻黄を加え、より陰証には附子を加える。

■レセプトに記載すべき症状病名
五十肩

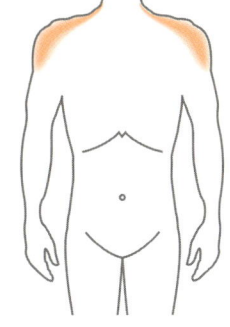

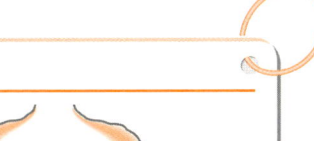

46 変形性膝関節症に防已黄耆湯（ヘベルデン結節に防已黄耆湯、顎関節症に防已黄耆湯）

　変形性膝関節症は、50歳代以上の中高年者で肥満した女性に多くみられる。初期の症状は、正座の時や階段昇降の時に痛みを訴え、病状が進行すると、痛みがひどくなり正座は不可能となる。変形性膝関節症の原因は、関節の加齢現象によって起こり、加齢により軟骨が徐々にすり減り、滑膜に炎症が起こり、痛みや水腫が生ずる。この水腫を水毒と考えて、水を調節する防已黄耆湯を用いる。

変形性膝関節症の第1選択薬：防已黄耆湯
【処方例】ツムラ防已黄耆湯　7.5g分3食間　14日分

解　説

- 変形性膝関節症に対する基本となる漢方薬は、防已黄耆湯である。2〜4週間程経過をみて効果があるようなら、続けて服用する。
- 身体が丈夫な人で、防已黄耆湯が無効の時は、実証の場合であり、麻黄を加味するか、越婢加朮湯と合方する。
- 虚弱な人で防已黄耆湯が無効の時は、虚証の場合と考えられ、附子を加味するか、桂枝加朮附湯と合方する。

さらに詳しく解説

- 越婢加朮湯には麻黄が含まれ、桂枝加朮附湯には附子が含まれる。麻黄と附子の生薬の副作用や扱い方は重要である。麻黄には、血圧上昇、頻脈、排尿障害などの副作用あり、心筋梗塞や狭心症には使用禁忌である。高齢者や高血圧の患者には慎重に使用すべきである。また、胃腸虚弱の患者には用いるべきではない。附子は、冷えや疼痛を改

善する効果があるが、アコニチンが含まれ中毒に注意が必要である。陽証（ようしょう）に用いてはならない。冷え症などの陰証に用いる。附子を生薬として用いるときは、十分な加熱処理が必要である。附子中毒の症状は、口唇周囲のしびれ、動悸、身体動揺感、頭痛、悪心、嘔吐などである。

- ヘベルデン結節は、指関節の痛み、発赤、腫脹などが主な症状で、手の指関節に起こる変形性関節症であり、変形性膝関節症と同様の漢方で治療することができる。
- 顎関節症は、物を噛んだ時などに顎が痛む、口が大きく開けられない、顎を動かすと「カリカリ」「シャリシャリ」などの音がするなどの症状があるが、変形性関節症の1つと考えることができ、変形性膝関節症と同様の漢方で治療する。

> **ヘベルデン結節の第1選択薬：防已黄耆湯（ぼういおうぎとう）**
> 【処方例】ツムラ防已黄耆湯　7.5g分3食間　14日分

> **顎関節症の第1選択薬：防已黄耆湯（ぼういおうぎとう）**
> 【処方例】ツムラ防已黄耆湯　7.5g分3食間　14日分

漢方医の変形性膝関節症に対する治療

体力がある場合（実証）
- 越婢加朮湯（えっぴかじゅつとう）＋防已黄耆湯（ぼういおうぎとう）：小便が少なく口渇がある時。

体力がふつうの場合（中間証）
- 防已黄耆湯（ぼういおうぎとう）：色白で水太り気味の人。

体力がない場合（虚証）
- 桂枝加朮附湯（けいしかじゅつぶとう）＋防已黄耆湯（ぼういおうぎとう）：胃腸虚弱。

症 例

　68歳、女性。199X年9月8日、腰痛と両膝の疼痛の為に当院を受診した。西洋医学的診断は変形性膝関節症で、汗かきで肥満して水っぽい皮膚をしていた。防已黄耆湯エキスを投与し、4週間服用して腰と膝の疼痛は著明に改善した。

症 例

　52歳、女性。最近、口を開けると顎関節に痛みがあり、口が開けにくい、口を開けるとゴキッという音がする。歯科医を受診し顎関節症と診断された。平成X年4月4日、漢方治療を求めて受診。水太りのタイプでやや肥満している。防已黄耆湯を処方して数日して、開口時の顎関節の痛みは改善し、口が開けにくい症状も良くなったという。半年服用して良好な経過である。

防已黄耆湯（ぼういおうぎとう）

〔目標〕①水太り体質　②色白　③変形性膝関節症
〔解説〕色白で水太り体質の女性で、変形性膝関節症のある者に用いる。
〔腹証〕腹力は弱い、水太り

■レセプトに記載すべき症状病名
腎炎、ネフローゼ、妊娠腎、陰嚢水腫、肥満症、関節炎、癰、癤、筋炎、浮腫、皮膚病、多汗症、月経不順

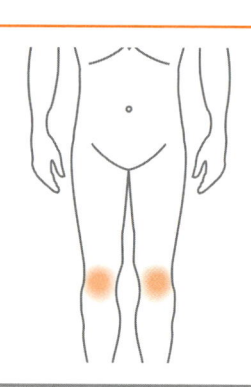

47 関節リウマチに桂枝加朮附湯

　関節リウマチは全身の多くの関節に慢性的な炎症が起こり、関節が破壊され変形する病気である。関節炎の経過は、一般に進行性であるが、機能障害を残さない軽症のものから日常生活に、かなりの支障を来す重症のものまである。実際は、生物製剤や抗リウマチ薬が治療の主体であるが、補助的に用いることもできる。

> **関節リウマチの第1選択薬：桂枝加朮附湯**
> 【処方例】ツムラ桂枝加朮附湯　7.5g分3食間　14日分

解 説

- 桂枝加朮附湯は、冷えや悪寒、発汗などがあり胃腸の弱い時に用いる。
- 身体が丈夫（実証）で、桂枝加朮附湯が無効の時は、口渇と関節の腫脹と疼痛があり発汗傾向のある時には、越婢加朮湯を用いる。

さらに詳しく解説

- 体力がふつうの場合（中間証）は、慢性の経過で、関節の腫脹、疼痛が軽度から中等度の時には、薏苡仁湯を用いる。
- 体力がない場合（虚証）は、慢性に経過して身体が衰弱して、関節の変形、腫張が著明な場合には、桂枝芍薬知母湯を用いる。冷えや悪寒、寝汗などがあり胃腸の弱い時には、桂枝加朮附湯を用いる。
- 麻黄を含む薬は、実証から虚実間証（中間証）に用い、附子剤は、冷えなどの陰証の時に用いる。
- 〔注意すべき副作用〕関節リウマチで頻用される麻黄と附子について、麻黄には、血圧上昇、頻脈、排尿障害などの副作用もあるので、心筋梗塞や狭心症などの虚血性心疾患には使用禁忌であり、高齢者や

高血圧の患者には慎重に使用すべきである。また、胃腸虚弱の患者に使用すると、食欲不振や腹痛を引き起こすことがあるので注意が必要である。

附子(ぶし)には、アコニチンが含まれ中毒に注意が必要である。エキス剤の中の附子は減毒処理されているので、通常の使用量では中毒を起こすことはない。生薬として用いるときは、十分な加熱処理が必要である。附子中毒の症状は、口唇周囲のしびれ、動悸、身体動揺感、頭痛、悪心、嘔吐などであり、附子の量については十分な注意が必要である。

● 長期にわたる経過で、いろいろな治療をしても効果がない時は、瘀血(おけつ)の可能性を考慮する。舌の暗い紅色や、瘀斑(おはん)、舌下静脈の怒張、下腹部の圧痛、抵抗などの瘀血の所見を注意して、瘀血を取り除く薬(桂枝茯苓丸(けいしぶくりょうがん)、桃核承気湯(とうかくじょうきとう)など)の使用を検討する。

漢方医の関節リウマチの治療

体力がある場合（実証）
- 越婢加朮湯(えっぴかじゅつとう)：口渇と関節の腫脹と疼痛があり発汗傾向がある時。

体力がふつうの場合（中間証）
- 薏苡仁湯(よくいにんとう)：亜急性期（急性期を過ぎた時期）で関節の腫脹、疼痛が軽度から中等度。
- 麻杏薏甘湯(まきょうよくかんとう)：体力中等度以上で関節の腫脹と疼痛がある時。

体力がない場合（虚証）
- 桂枝芍薬知母湯(けいししゃくやくちもとう)：慢性に経過して身体が衰弱して、関節の変形、腫張が著明である時。
- 桂枝加朮附湯(けいしかじゅつぶとう)：冷えや悪寒、寝汗などがあり胃腸が弱い時。自然と身体から汗が出てくる傾向がある。

48 こむら返りに芍薬甘草湯

　こむら返りは、腓腹筋痙攣のことである。健常者でも、運動中に生ずることがあるが、肝硬変、血液透析、糖尿病などで、こむら返りを伴うことがある。こむら返りには、ほぼ全例に芍薬甘草湯を用いる。

> **こむら返りの第1選択薬：芍薬甘草湯**
> 【処方例】ツムラ芍薬甘草湯　2.5g頓用　4回分

解説

- 芍薬甘草湯には甘草が大量に含まれているので、長期間連用することは、好ましくない。頓服で、短期間服用とすべきである。甘草の副作用である、偽アルドステロン症、低カリウム血症などに、常に注意すべきである。
- 冷えを伴う時は、芍薬甘草附子湯を用いてもよい。

婦人科疾患

49 更年期障害に加味逍遙散 100
50 不妊症に当帰芍薬散 101
51 月経困難症に当帰建中湯 103
52 冷え症に桂枝茯苓丸 104

49 更年期障害に加味逍遙散(かみしょうようさん)

　更年期とは、女性の45歳から55歳位までの期間をいう。更年期には女性ホルモンが減少することによって、**自律神経や身体のバランスが崩れて、加齢による影響も伴って多彩で不愉快な症状が出現する**。これが更年期障害である。

更年期障害の第1選択薬：加味逍遙散(かみしょうようさん)

【処方例】ツムラ加味逍遙散　7.5g分3食間　7日分

解 説

- 加味逍遙散(かみしょうようさん)は当帰(とうき)、芍薬(しゃくやく)、牡丹皮(ぼたんぴ)、山梔子(さんしし)、柴胡(さいこ)、薄荷(はっか)、茯苓(ぶくりょう)、蒼朮(そうじゅつ)、生姜(しょうきょう)、甘草(かんぞう)から構成されている。当帰、芍薬、牡丹皮、山梔子は「血(けつ)」の異常を治療し、柴胡、薄荷は「気(き)」の異常を治療し、茯苓、蒼朮、生姜、甘草は「水(すい)」の異常を治療する生薬である。気、血、水に作用する生薬がバランスよく配合された処方である。
- 体力がある場合(実証(じっしょう))、のぼせ、頭重感、不眠、不安などの症状がある時には、女神散(にょしんさん)を用いる。のぼせがあり、腹力充実して下腹部が堅くて圧痛がある時には、桂枝茯苓丸(けいしぶくりょうがん)を用いる。
- 体力がない場合(虚証(きょしょう))、体質が虚弱で、眩暈や瘀血(おけつ)のある時は、当帰芍薬散(とうきしゃくやくさん)を用いる。

- 鍼灸に興味があれば、三陰交や足三里にお灸をするとよい。三陰交は女性のさまざまな病気の治療に用いられる。更年期障害や月経困難症、逆子の治療に効果がある。足三里は胃腸を丈夫にして、気、血を調整し、結果として更年期障害を治療する効果がある。

漢方医の更年期障害の治療

体力がある場合（実証）
- 女神散：のぼせ、頭重感、不眠、不安など。
- 桂枝茯苓丸：のぼせがあり、腹力充実して下腹部が堅くて圧痛がある時。

体力がない場合（虚証）
- 加味逍遙散：体質は中間から虚弱で、たいへん幅広く用いられている。更年期障害の第1選択薬。
- 当帰芍薬散：体質は虚弱で、めまいや瘀血がある時。

50 不妊症に当帰芍薬散

　不妊症とは生殖可能な年齢において、結婚後2年以上経過しても子供ができない場合をいう。漢方的に女性の不妊症の原因としては、①冷え症②瘀血体質③胃腸虚弱④実証で肥満型のタイプがある。①冷え症は不妊症の重要な原因で、当帰や芍薬という生薬で、血を温めると妊娠しやすい母体になる。②瘀血体質の人は、「血」の病理的産物である瘀血が身体に溜まっているので妊娠しにくい状態になっている。瘀血を治療する駆瘀血薬の桃仁や牡丹皮などで瘀血を除き、妊娠しやすい母体にする。③胃腸虚弱の人は、妊娠を維持する力が低下しており、胃腸を丈夫にして妊娠に耐えられる母体にする。④実証で肥満型の人は、身体に余分なものが付いていて妊娠を妨害していると考える。瀉剤という身体か

ら余分なものを排出する漢方薬で治療する。大黄や枳実などの生薬が用いられる。

> **不妊症の第1選択薬：当帰芍薬散**
> 【処方例】ツムラ当帰芍薬散　7.5g分3食間　7日分

解　説

- 当帰芍薬散は、体力がない場合（虚証）に用いる漢方薬で、冷え症でめまいや下腹部に圧痛などのある時に用いる。
- 体力がある場合（実証）、腹力充実して下腹部に圧痛（瘀血）がある時は、桂枝茯苓丸を用いる。
- 体力がない場合（虚証）、胃腸が弱く、月経痛などの強い場合には、当帰建中湯を用いる。胃腸が弱く、もたれる感じがある時には、六君子湯を用いる。
- その他、男性の精子の異常、すなわち数の減少、運動率の低下などには、桂枝加竜骨牡蛎湯、補中益気湯、八味地黄丸などを適宜選択する。

漢方医の不妊症の治療

体力がある場合（実証）
- 桂枝茯苓丸：腹力充実して瘀血がある時。

体力がない場合（虚証）
- 当帰芍薬散：冷え症で眩暈や下腹部に圧痛などがある時。
- 当帰建中湯：胃腸が弱く、月経痛などが強い時。
- 六君子湯：脾胃の虚証。

月経困難症

当帰芍薬散（とうきしゃくやくさん）

〔目標〕①冷え症　②貧血　③めまい
〔解説〕貧血気味の冷え症の女性で、めまい、月経痛、腹痛などを訴える者に用いる。月経困難症、腎炎、不妊症、妊娠中毒症、気管支喘息などに用いる。
〔腹証〕瘀血

■レセプトに記載すべき症状病名
貧血、倦怠感、更年期障害（頭重、頭痛、めまい、肩こり等）、月経、不順、月経困難、不妊症、動悸、慢性腎炎、妊娠中の諸病（浮腫、習慣性流産、痔、腹痛）、脚気、半身不随、心臓弁膜症

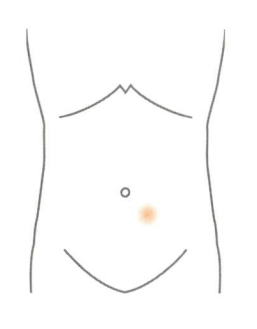

51　月経困難症に当帰建中湯（とうきけんちゅうとう）

　月経困難症とは、月経の時および月経前にさまざまな障害が出現し、日常生活に支障をきたすことをいう。下腹部痛、腰痛、下腹部膨満感や重圧感などが主要な症状で、起き上がることができず鎮痛薬、鎮静薬を必要とする場合は病的である。

月経困難症の第1選択薬：当帰建中湯（とうきけんちゅうとう）

【処方例】ツムラ当帰建中湯　7.5g分3食間　7日分

解説

● 当帰建中湯（とうきけんちゅうとう）は、胃腸が弱くて、瘀血（おけつ）のある時に用いる。

婦人科疾患

- 体力がある場合（実証）、腹力充実して瘀血のある時には、桂枝茯苓丸を用いる。
- 体力がふつうの場合（中間証）、めまい、立ちくらみで、瘀血がある時は、当帰芍薬散を用いる。当帰芍薬散には、当帰や川芎が含まれており、下痢や胃腸障害がおこる場合がある。

漢方医の月経困難症の治療

体力がある場合（実証）
- 桂枝茯苓丸：腹力充実して瘀血がある時。

体力がふつうの場合（中間証）
- 当帰芍薬散：眩暈や瘀血がある時。

体力がない場合（虚証）
- 当帰建中湯：胃腸が弱くて、瘀血がある時。

当帰建中湯（とうきけんちゅうとう）

〔目標〕①腹痛　②胃腸虚弱　③冷え症
〔解説〕虚弱な女性で、貧血や、冷え症、腹痛、月経痛のある時に用いる。
〔腹証〕腹皮拘急、瘀血

■レセプトに記載すべき症状病名
月経痛、下腹部痛、痔、脱肛の痛み

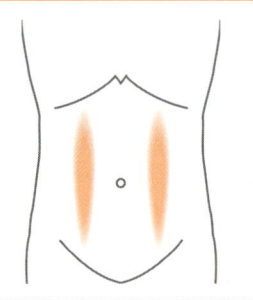

---

52 冷え症に桂枝茯苓丸

冷え症は、たいへんありふれた症状である。冷えは、多くの病気の原

因になる。不妊症、月経困難症、慢性胃腸炎、しもやけ、レイノー病などの原因として、冷えが関与している。

> **冷え症の第1選択薬：桂枝茯苓丸（けいしぶくりょうがん）**
> 【処方例】ツムラ桂枝茯苓丸　7.5g分3食間　7日分

解説

- 桂枝茯苓丸（けいしぶくりょうがん）は、腹力充実して瘀血（おけつ）のある時に用いる。
- 体力がふつうの場合（中間証）、めまい、立ちくらみや瘀血のある時は、当帰芍薬散（とうきしゃくやくさん）を用いる。
- 体力がない場合（虚証（きょしょう））、四肢の冷えと疼痛がある時は、桂枝加朮附湯（けいしかじゅつぶとう）を用いる。下痢、尿減少の時には、真武湯（しんぶとう）を用いる。しもやけやひどい冷え、腰痛、腹痛のある時には、当帰四逆加呉茱萸生姜湯（とうきしぎゃくかごしゅゆしょうきょうとう）を用いる。冷えのぼせ、肩こり、精神不安、憂うつなどのある時は、加味逍遙散（かみしょうようさん）を用いる。
- 養生法として、身体を温めるようにする。衣服などを工夫して、保温に十分注意することが大切である。冬は、女性はミニスカートなどは止めて、ゆったりした温かいズボンや、温かい下着、厚手のタイツなどを身につけるようにすると良い。格好は良くないが、健康の方が大切である。冷房の入る時期では、冷房から自分の身体を守るために、必ず外出の時などには上着を用意するようにする。
- 食事は、果物や生野菜などの身体を冷やす食物を摂取することを避け、必ず火を通した温野菜などとして食べるようにする。もちろん、アイスクリームや氷菓子などは少量で止めた方が望ましい。

さらに詳しく解説

- 鍼灸に興味があれば、臍に、温灸をしたり、使い捨てカイロなどを用いると良い。また、三陰交（さんいんこう）に簡便灸（カマヤミニ、千年灸）を続

けると効果がある。
- 冷え症の治療には、桂枝加朮附湯、真武湯、附子理中湯などの附子の含まれた処方が多く用いられる。陰証であれば、附子はまったく危険なく用いることができる。白虎湯証のように陽証で冷えを訴える場合もあり、冷え症イコール附子剤ではない。陰証の症状は、自覚的に冷えを感じ、下痢や尿の色が透明であり、顔色が青白いとか、舌に薄い白苔などである。陽証の場合、自覚的に熱感があり、便秘や、尿の色が黄色や濃い色であり、顔色が赤いとか、舌に黄色の苔などの症状があり、附子剤は原則として用いない。

漢方医の冷え症の治療

体力がある場合（実証）
- 桂枝茯苓丸：腹力充実して瘀血がある時。

体力がふつうの場合（中間証）
- 当帰芍薬散：眩暈や瘀血がある時。

体力がない場合（虚証）
- 桂枝加朮附湯：四肢の冷えと疼痛。
- 真武湯：腰痛、下痢、尿減少。
- 当帰四逆加呉茱萸生姜湯：しもやけやひどい冷え、腰痛、腹痛。
- 加味逍遙散：冷えのぼせ、肩こり、精神不安、憂うつなど。

桂枝茯苓丸（けいしぶくりょうがん）

〔目標〕①瘀血　②実証　③月経不順
〔解説〕桂枝茯苓丸は瘀血による様々な病気を治療できる。下腹部に抵抗や圧痛を認める時、これは瘀血の腹証である。
〔原典〕（金匱要略）
〔腹証〕小腹硬満

■ **レセプトに記載すべき症状病名**
子宮並びにその付属器の炎症、子宮内膜炎、月経不順、月経困難、帯下、更年期障害（頭痛、めまい、のぼせ、肩こり等）、冷え症、腹膜炎、打撲症、痔疾患、睾丸炎

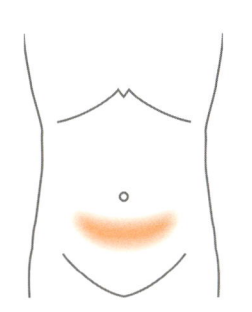

皮膚疾患

- 53 アトピー性皮膚炎に桂枝加黄耆湯 *108*
- 54 蕁麻疹に十味敗毒湯 *111*
- 55 にきびに清上防風湯 *112*
- 56 掌蹠膿疱症に十味敗毒湯 *114*
- 57 いぼに麻杏薏甘湯 *115*
- 58 円形脱毛症に小柴胡湯合桂枝加竜骨牡蛎湯 *116*
- 59 老人性皮膚瘙痒症に当帰飲子 *118*
- 60 しもやけに当帰四逆加呉茱萸生姜湯 *119*
- 61 帯状疱疹に五苓散 *121*

53 アトピー性皮膚炎に桂枝加黄耆湯（けいしかおうぎとう）

アトピー性皮膚炎は、慢性の強い痒みのある湿疹で、寛解増悪を繰り返す疾患である。

アトピー性皮膚炎では、湿疹のできやすい部位に特徴があり、乳児期には、頭、顔、胴体、幼小児期には首や肘窩や膝窩に好発部位がある。大人では顔や胸などの上半身によくみられる。漢方薬による治療は体質改善という意味で、一定の効果を有する。

アトピー性皮膚炎の第1選択薬：桂枝加黄耆湯（けいしかおうぎとう）

【処方例】東洋桂枝加黄耆湯　6g分3食間　7日分

解　説

- 桂枝加黄耆湯（けいしかおうぎとう）は陽証（ようしょう）で虚証（きょしょう）の薬であり、体質や体力が虚弱で、赤みや熱状（陽証）を呈する皮膚病変に適応となる。桂枝加黄耆湯がない場合は黄耆建中湯（おうぎけんちゅうとう）を用いてもよい。

アトピー性皮膚炎

- 桂枝加黄耆湯で無効で、体力があり、口渇がある時には、越婢加朮湯合白虎湯を用いる。
- 長期間にわたって経過したアトピー性皮膚炎で、温清飲や消風散などの実証の薬を服用し続けると陰証で虚証に陥り、十全大補湯の適応となる場合が多い。
- 煎薬を用いることが可能な場合には、実証では、桂枝加黄耆湯に荊芥2、連翹3gを加味し、虚証では荊芥2g、樸樕3gを加えると効果が良い。
- アトピー性皮膚炎は、ステロイドを使用することなく、多くの場合で漢方単独で治療することが可能である。

漢方医のアトピー性皮膚炎の治療

体力がある場合（実証）
- 越婢加朮湯合白虎湯：口渇がある時。
- 温清飲：陰陽錯雑の証。

体力がない場合（虚証）
- 桂枝加黄耆湯：陽証。
- 十全大補湯：陰陽錯雑の証。

桂枝加黄耆湯（けいしかおうぎとう）

〔目標〕①アトピー性皮膚炎　②皮膚虚弱　③陽証で虚証

〔解説〕アトピー性皮膚炎に第1選択として用いる。煎薬では、荊芥、連翹を加味する。
陽証で虚証の患者に用いる。寝汗、あせも、虚弱な者の湿疹に用いる。

〔原典〕（傷寒論）

〔腹証〕腹皮拘急

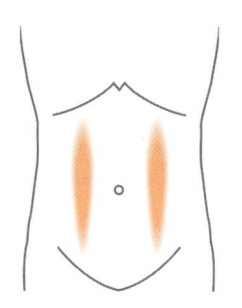

■レセプトに記載すべき症状病名
寝汗、あせも

Column [コラム]

アトピー性皮膚炎の養生について

　室内を清潔にし、よく掃除をする。発汗は湿疹を悪化させるので、汗をかいたらまめにシャワーや入浴（ぬるい湯）を行う。長い髪などで顔や首を刺激しないようにする。紫外線が湿疹を悪化させるので、直射日光にあたらないようにする。爪を短く切り、なるべくかかないようにする。

　ストレスで湿疹が悪化することがある。衣服では、毛羽立った化学繊維やウールは、肌を刺激して、痒みを引き起こす原因になり好ましくない。下着などは、木綿が好ましい。入浴については、指がふやけるほどの長時間の入浴は、皮膚のあぶらが溶けだして、皮膚を乾燥させるので、好ましくない。熱いお風呂は、皮膚の痒みを増す。

　食事では、砂糖、乳製品、チョコレート、ファストフード、エビ、カニ、アイスクリームは少量にとどめる。

54 蕁麻疹に十味敗毒湯

　蕁麻疹は、痒みを伴う膨疹を特徴とする疾患である。一般には数時間で消失する急性型と、1カ月以上にわたって症状が持続する慢性型に分類される。慢性型は難治性であり、漢方治療は一定の効果を有する。

> **蕁麻疹の第1選択薬：十味敗毒湯**
> 【処方例】ツムラ十味敗毒湯　7.5g分3食間　7日分

解説

- 十味敗毒湯は、陽証で、中間証ないしは実証に用いる薬である。蕁麻疹の第1選択薬であるが、一般の湿疹にも用いて、赤みを帯びた小さな丘疹状の病変に効果がある。
- 十味敗毒湯の構成生薬は、柴胡、樸樕、桔梗、生姜、川芎、茯苓、独活、防風、甘草、荊芥であり、柴胡が含まれているので、胸脇苦満が腹証で見られる。
- 発汗傾向があり、胃腸虚弱で十味敗毒湯が無効の時は、虚証であり、桂枝加黄耆湯を用いる。
- 急性の蕁麻疹で、食事が原因であることが推定される場合、虚証の時は香蘇散を用い、便秘があったり実証であったりする時は、調胃承気湯を用いる。
- 胃腸虚弱で、冷え症で下痢傾向があれば、真武湯を用いる。
- 身体が丈夫で便秘傾向がある時には、茵蔯蒿湯を用い、胸脇苦満があれば大柴胡湯を用いる。

漢方医の蕁麻疹の治療

体力がある場合（実証）
- 大柴胡湯（だいさいことう）：胸脇苦満がある時。
- 茵蔯蒿湯（いんちんこうとう）：便秘、黄疸、微熱。
- 調胃承気湯（ちょういじょうきとう）：急性、食事性の時。

体力がふつうの場合（中間証）
- 十味敗毒湯（じゅうみはいどくとう）：胸脇苦満がある時。
- 柴胡桂枝湯（さいこけいしとう）：胸脇苦満があり、やや胃が弱い時。

体力がない場合（虚証）
- 桂枝加黄耆湯（けいしかおうぎとう）：発汗傾向がある時。
- 香蘇散（こうそさん）：急性、食事性の時。
- 真武湯（しんぶとう）：冷え症で下痢傾向。

十味敗毒湯（じゅうみはいどくとう）

〔目標〕①季肋部のつかえ抵抗感（胸脇苦満）　②湿疹　③化膿性疾患
〔解説〕中間証に用いる。急性、慢性の湿疹、蕁麻疹、化膿性疾患に用いる。
〔腹証〕胸脇苦満

■ レセプトに記載すべき症状病名
化膿性皮膚疾患・急性皮膚疾患の初期、じんましん、急性湿疹、水虫

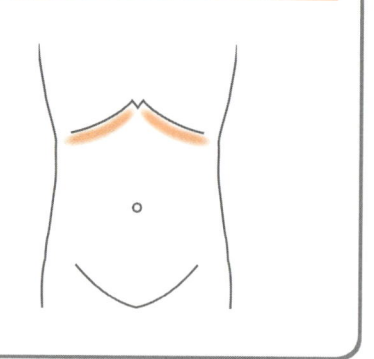

---

55 にきびに清上防風湯（せいじょうぼうふうとう）

にきび（尋常性痤瘡）は、青年期に好発する顔面、胸背部の毛嚢に一

致する膿疱である。男性ホルモンや食事、月経、アクネ桿菌などとの関係が深い。漢方薬の投与により、著効を呈することもある。

> **にきびの第1選択薬：清上防風湯（せいじょうぼうふうとう）**
> 【処方例】ツムラ清上防風湯　7.5g分3食間　7日分

解説

- 清上防風湯には、身体の上部の熱を冷ます効能があり、頭部顔面のにきびの他、化膿性皮膚疾患に用い、実証及び中間証に用いる。
- 中間証で清上防風湯で無効の時には桂枝茯苓丸加薏苡仁、胸脇苦満があれば十味敗毒湯を用いる。
- 清上防風湯で無効で、色白で華奢で虚証の時には当帰芍薬散を用いる。
- 肥満があり便秘傾向があれば防風通聖散を用い、胸脇苦満があれば大柴胡湯を用いる。

漢方医のにきびの治療

体力がある場合（実証）
- 防風通聖散：肥満、便秘。
- 大柴胡湯：胸脇苦満がある時。

体力がふつうの場合（中間証）
- 清上防風湯：にきびの第1選択薬。
- 桂枝茯苓丸加薏苡仁：冷え症で、瘀血がみられる時。
- 千金内托散（煎薬）：化膿性の病変が多い時。

体力がない場合（虚証）
- 当帰芍薬散：冷え、瘀血、立ちくらみ、めまい。

清上防風湯（せいじょうぼうふうとう）

〔目標〕①にきび　②頭部の炎症　③実証
〔解説〕にきびの第1選択として用いる。その他、頭部の化膿性の病変に用いる。

■レセプトに記載すべき症状病名
にきび

56 掌蹠膿疱症に十味敗毒湯

　掌蹠膿疱症は手掌や足底に対称性に、紅斑を伴う小膿疱が多発する病気である。中年女性に多く、一部は感染症（慢性扁桃炎、むし歯）などが原因となる。胸鎖関節痛を伴うことがある。難治性であるが漢方薬がよく効く場合がある。

掌蹠膿疱症の第1選択薬：十味敗毒湯

【処方例】ツムラ十味敗毒湯　7.5g分3食間　7日分

解　説

- 十味敗毒湯は、陽証で、中間証ないしは実証に用いる薬である。赤みを帯びた小さな丘疹状の病変に効果がある。
- 十味敗毒湯の構成生薬は、柴胡、樸樕、桔梗、生姜、川芎、茯苓、独活、防風、甘草、荊芥であり、柴胡が含まれているので、胸脇苦満が腹証で見られる。
- 掌蹠膿疱症で漿液分泌が見られるものは、麻杏薏甘湯である。
- 掌蹠膿疱症で体質が虚弱な時には、桂枝加黄耆湯である。

漢方医の掌蹠膿疱症の治療

体力がある場合（実証）
- 十味敗毒湯：胸脇苦満がある時。
- 麻杏薏甘湯：漿液分泌がある時。

体力がない場合（虚証）
- 桂枝加黄耆湯：発汗傾向がある時。

57 いぼに麻杏薏甘湯

　いぼ（尋常性疣贅）は、ヒト乳頭腫ウイルスによる感染（HPV-2型）により生ずる疾患である。手指、足趾、手、四肢に好発する。

> **いぼの第1選択薬：麻杏薏甘湯**
> 【処方例】ツムラ麻杏薏甘湯　7.5g分3食間　7日分

解説

- 瘀血の症状（下腹部の抵抗圧痛、歯肉、舌の暗赤色など）があれば、桂枝茯苓丸加薏苡仁を用いる。
- 薏苡仁のエキス製剤も用いることができる。
- 煎薬を使用することが可能な場合には、基本処方に薏苡仁10gを加味すると良い。経験的には、約3カ月前後で、ぽろぽろと疣が落ちて治癒することが多い。約4カ月使用しても改善無ければ投与を中止する。
- 薏苡仁はいぼに効果がある。

漢方医のいぼの治療

体力がある場合（実証）
- 麻杏薏甘湯：第1選択薬。
- 桂枝茯苓丸加薏苡仁：瘀血、冷え症がある時。

体力がない場合（虚証）
- 当帰芍薬散加薏苡仁（煎薬）

虚実証問わず

　薏苡仁10〜20g（水400〜600ccで、弱火で半分の量にする）を煎じて服用。外用として、紫雲膏（保険適応外）を用いてもよい。
　当帰芍薬散加薏苡仁は、エキス剤では、当帰芍薬散エキスに、ヨクイニン製剤を合方すると良い。

麻杏薏甘湯（まきょうよくかんとう）

〔目標〕①関節痛　②夕方の発熱　③実証
〔解説〕水毒により、関節炎となり夕方に発熱が起こる者に用いる。

■レセプトに記載すべき症状病名
関節痛、神経痛、筋肉痛

58　円形脱毛症に小柴胡湯合桂枝加竜骨牡蛎湯

　円形の脱毛病変が突然に発症する病気である。頭部に多い。精神的ストレスや自己免疫性の病因が考えられている。

円形脱毛症

> **円形脱毛症の第1選択薬：小柴胡湯合桂枝加竜骨牡蛎湯**
> **（2剤を合剤して用いる）**
>
> 【処方例】ツムラ小柴胡湯　7.5g分3食間　7日分
>
> 　　　　　ツムラ桂枝加竜骨牡蛎湯　2.5g分1朝食前　7日分

解説

- 小柴胡湯合桂枝加竜骨牡蛎湯の腹証は、胸脇苦満と腹直筋の緊張がみられる。
- 身体が丈夫で、小柴胡湯合桂枝加竜骨牡蛎湯が無効の時は、柴胡加竜骨牡蛎湯を用いる。あるいは、さらに実証であれば大柴胡湯（加牡蛎）を用いる。
- 体力がなく虚弱な者は、桂枝加竜骨牡蛎湯を用いる。
- 外用として紫雲膏（保険適応外）を用いてもよい。

漢方医の円形脱毛症の治療

体力がある場合（実証）
- 大柴胡湯（加牡蛎末 1.0g）：胃腸が丈夫で、胸脇苦満がある時。
- 柴胡加竜骨牡蛎湯：胸脇苦満があり、ストレスが多い時。

体力がふつうの場合（中間証）
- 小柴胡湯合桂枝加竜骨牡蛎湯：胸脇苦満と腹皮拘急がある時。第1選択薬。

体力がない場合（虚証）
- 桂枝加竜骨牡蛎湯：胃腸虚弱な時。

桂枝加竜骨牡蛎湯（けいしかりゅうこつぼれいとう）

〔目標〕①体質虚弱　②神経過敏　③易疲労
〔解説〕桂枝湯に竜骨牡蛎湯を加えたものである。男性不妊症、脱毛症、動悸などに用いる。
〔腹証〕腹皮拘急

■ レセプトに記載すべき症状病名
小児夜尿症、神経衰弱、性的神経衰弱、遺精、陰萎

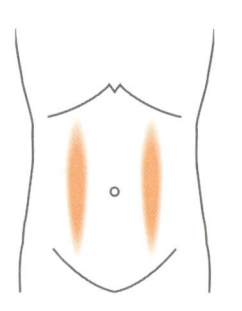

59 老人性皮膚瘙痒症に当帰飲子

　老人性皮膚瘙痒症は、老化によって皮膚が乾燥して皮膚の機能が低下し痒みを生ずる疾患である。

老人性皮膚瘙痒症の第1選択薬：当帰飲子
【処方例】ツムラ当帰飲子　7.5g分3食間　7日分

解説
- 老人性皮膚瘙痒症で胸脇苦満があれば、十味敗毒湯である。
- 身体が丈夫で皮膚が赤みが強ければ、茵蔯蒿湯である。
- 体力がなく、虚弱であれば桂枝加黄耆湯を用いる。

しもやけ

漢方医の老人性皮膚瘙痒症の治療

体力がある場合（実証）
- 茵蔯蒿湯（いんちんこうとう）：便秘で、熱状の時。

体力がふつうの場合（中間証）
- 当帰飲子（とうきいんし）：第1選択薬。
- 十味敗毒湯（じゅうみはいどくとう）：胸脇苦満がある時。

体力がない場合（虚証）
- 桂枝加黄耆湯（けいしかおうぎとう）：胃腸虚弱で、発汗傾向がある時。

当帰飲子（とうきいんし）

〔目標〕①老人の皮膚疾患 ②血虚証 ③皮膚の乾燥
〔解説〕老人や陰証の者の皮膚疾患に用いる。

■ レセプトに記載すべき症状病名
慢性湿疹、かゆみ

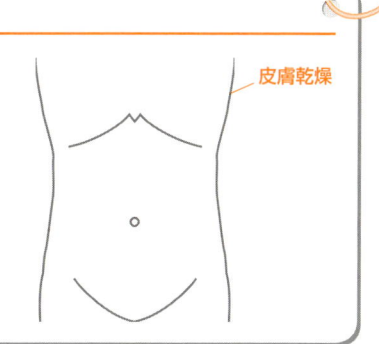

皮膚乾燥

---

60 しもやけに当帰四逆加呉茱萸生姜湯（とうきしぎゃくかごしゅゆしょうきょうとう）

　しもやけ（凍瘡）は、寒冷暴露により四肢末端、耳介などが紫紅色斑と腫脹が出現し、水疱、びらん、潰瘍などの症状へと進行する。

しもやけの第1選択薬：当帰四逆加呉茱萸生姜湯（とうきしぎゃくかごしゅゆしょうきょうとう）

【処方例】ツムラ当帰四逆加呉茱萸生姜湯　7.5g分3食間　7日分

皮膚疾患

解説

- 当帰四逆加呉茱萸生姜湯の腹証には、鼠径部の圧痛がみられることがある。
- 体力がなく虚弱な者で、下痢傾向があれば真武湯である。
- 当帰四逆加呉茱萸生姜湯には、当帰が含まれており、当帰は大便を柔らかくする効能があるので、胃腸虚弱がひどい者には用いない方がよい。

漢方医のしもやけの治療

体力がある場合（実証）
- 当帰四逆加呉茱萸生姜湯：四肢の冷え、鼠径部の圧痛。

体力がない場合（虚証）
- 真武湯：下痢傾向。

当帰四逆加呉茱萸生姜湯 (とうきしぎゃくかごしゅゆしょうきょうとう)

〔目標〕①長期間の冷え　②腰痛　③しもやけ

〔解説〕長期間に体内に冷えがあり、冷えのために腰痛やしもやけが起こる。腰痛、ばね指、不妊症などに用いる。

〔原典〕手足厥寒、脈細にして絶せんと欲する者、当帰四逆湯之を主る。若し其の人、内に久寒有る者、当帰四逆加呉茱萸生姜湯に宜し。(傷寒論)

〔腹証〕鼠径部の圧痛

■ レセプトに記載すべき症状病名
しもやけ、頭痛、下腹部痛、腰痛

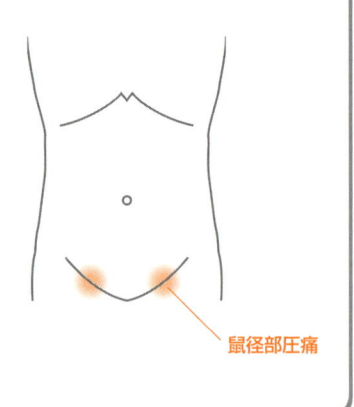

鼠径部圧痛

61 帯状疱疹に五苓散

　神経支配領域に一致して、小水疱が帯状に出現する病気である。免疫機能低下した者や精神的ストレスを有する者に発症する傾向があり、強い神経痛を伴う疾患である。

> **帯状疱疹の第1選択薬：五苓散**
> 【処方例】ツムラ五苓散　7.5g分3食間　7日分

解説

- 帯状疱疹の水疱を水毒と考えて、水毒を治療する代表薬である五苓散で治療する。
- 体質が虚弱な者で、発汗傾向がある場合には、桂枝加黄耆湯を用いる。
- 身体が丈夫で、五苓散が無効の時は、越婢加朮湯を用いる。
- 身体が丈夫で、五苓散が無効で胸脇苦満がある時は、大柴胡湯を用いる。
- 冷え症で下痢傾向があれば、真武湯を用いる。
- 五苓散は、急性期や慢性期を問わずに使用できる。1年以上前に帯状疱疹になり、後に激しい神経痛が生じた症例に、五苓散を用いた数多くの著効例の経験がある。

漢方医の帯状疱疹の治療

体力がある場合（実証）
- 越婢加朮湯：口渇がある時。
- 大柴胡湯：胸脇苦満がある時。

体力がふつうの場合（中間証）
- 五苓散（ごれいさん）：口渇があり、尿減少がみられる時。

体力がない場合（虚証）
- 桂枝加黄耆湯（けいしかおうぎとう）：発汗傾向にある時。
- 真武湯（しんぶとう）：冷え症で、下痢傾向。

外科疾患

62 痔核に乙字湯 123
63 火傷に桂枝加竜骨牡蛎湯 125
64 打撲に治打撲一方 126
65 がんに十全大補湯 127

62 痔核に乙字湯（おつじとう）

　痔とは、肛門と肛門周囲の病気の総称である。特に、痔核（いぼ痔）、裂肛（きれ痔）、痔瘻が重要な疾患である。痔核には、乙字湯が有効な場合が多い。

> **痔核の第1選択薬：乙字湯（おつじとう）**
>
> 【処方例】ツムラ乙字湯　7.5g分3食間　7日分

解　説

- 乙字湯（おつじとう）は、疼痛、出血、便秘がある場合に用いられる。
- 乙字湯は、柴胡（さいこ）、当帰（とうき）、升麻（しょうま）、黄芩（おうごん）、甘草（かんぞう）、大黄（だいおう）の6つの生薬からなり、柴胡が含まれているので、柴胡剤であり、大黄が含まれているので、著しい虚証には用いられない。
- 身体が丈夫で、乙字湯が無効の時は、便秘と下腹部の抵抗と圧痛のある時には大黄牡丹皮湯（だいおうぼたんぴとう）が用いられる。強い胸脇苦満（きょうきょうくまん）があれば、大柴胡湯（だいさいことう）を用いる。
- 身体が虚弱で、乙字湯が無効の時は、補中益気湯（ほちゅうえっきとう）を用い、出血が見られれば芎帰膠艾湯（きゅうききょうがいとう）を用いる。

漢方医の痔核の治療

体力がある場合（実証）
- 大柴胡湯（だいさいことう）：上腹部が硬い、便秘。
- 大黄牡丹皮湯（だいおうぼたんぴとう）：便秘、下腹部の抵抗と圧痛。

体力がふつうの場合（中間証）
- 乙字湯（おつじとう）：疼痛、出血、便秘。

体力がない場合（虚証）
- 補中益気湯（ほちゅうえっきとう）：体力低下、食欲不振。
- 芎帰膠艾湯（きゅうききょうがいとう）：虚証で、出血している時。

虚実を問わず外用として
- 甘草湯（かんぞうとう）：ぬるま湯に溶かして局部をガーゼ等で湿布する。（保険適応外）
- 紫雲膏（しうんこう）：塗布する。

症 例

36歳、女性。199X年5月21日初診。

便秘をすると痔核が出て疼痛があるということで受診した。胃腸が弱いので乙字湯加人参を与えた。1週間後、疼痛は改善した。その後1年間服用して良好な経過であった。

乙字湯（おつじとう）

〔目標〕①痔核　②便秘　③中間証
〔解説〕さまざま痔疾患に用いる。中間証から、実証の痔核に用いる。煎薬では、牡丹皮、桃仁、十薬を加える。
〔腹証〕胸脇苦満

■ レセプトに記載すべき症状病名
きれ痔、いぼ痔

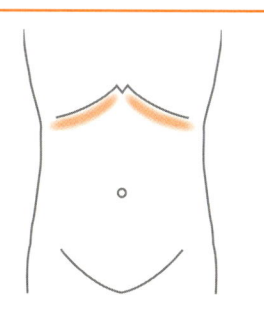

63 火傷に桂枝加竜骨牡蛎湯

　火傷には、軽症から重症まで様々な状態があるが、漢方薬はかなり有効であり、火傷の第1選択薬としては、桂枝加竜骨牡蛎湯と紫雲膏がある。

火傷の第1選択薬：桂枝加竜骨牡蛎湯

【処方例】ツムラ桂枝加竜骨牡蛎湯　7.5g分3食間　7日分

解説

- 体力があり、胸脇苦満があれば、柴胡加竜骨牡蛎湯、口渇がひどければ白虎加人参湯を用いる。便秘があり、精神症状が強ければ三黄瀉心湯、黄連解毒湯を用いる。

外科疾患 | 125

漢方医の火傷の治療

体力がある場合（実証）
- 三黄瀉心湯（さんおうしゃしんとう）：便秘、精神が興奮している。
- 柴胡加竜骨牡蛎湯（さいこかりゅうこつぼれいとう）：胸脇苦満、精神症状がある。
- 白虎加人参湯（びゃっこかにんじんとう）：口渇がある。

体力がない場合（虚証）
- 桂枝加竜骨牡蛎湯（けいしかりゅうこつぼれいとう）：第1選択薬、発汗傾向がある。

64 打撲に治打撲一方（ちだぼくいっぽう）

交通事故、様々な外傷、打撲は瘀血（おけつ）と考えて漢方治療を行うと奏効することが多い。

打撲の第1選択薬：治打撲一方（ちだぼくいっぽう）
【処方例】ツムラ治打撲一方　7.5g分3食間　7日分

解 説
- 治打撲一方（ちだぼくいっぽう）は、打撲の後に症状が、やや慢性化したものに用いる。
- 体力があり、強い症状を呈する場合は、桃核承気湯（とうかくじょうきとう）を用いる。
- 打撲が新鮮な状態の場合には、桂枝茯苓丸（けいしぶくりょうがん）を用いる。

漢方医の打撲の治療

体力がある場合（実証）
- 桃核承気湯（とうかくじょうきとう）：強い症状の時。

体力がふつうの場合（中間証）
- 桂枝茯苓丸：打撲が新鮮な状態の時。
- 治打撲一方：第1選択薬。

治打撲一方（ぢだぼくいっぽう）

〔目標〕①打撲　②捻挫　③瘀血
〔解説〕打撲、交通事故、頸椎捻挫などに用いる。
〔腹証〕特別な腹証ない。

■レセプトに記載すべき症状病名
打撲

65　がんに十全大補湯

　現在、最大の死亡原因であるがんという病気に対して、漢方治療により、苦痛を軽減し、胃腸の働きを良くして五臓六腑を調和し、生活の質を向上させることが可能となる場合がある。がん患者に対する漢方薬の適応をまとめると、①手術後の体力回復と免疫力の増強を目的とする場合②抗がん剤や放射線療法の副作用軽減を目的とする場合③がんを漢方薬で直接に攻撃して治療しようとする場合、などがある。

がんの第1選択薬：十全大補湯

【処方例】ツムラ十全大補湯　7.5g分3食間　14日分

解　説
- 十全大補湯は、生体の低下した気と血の状態を持ち上げる作用がある。

- 十全大補湯には、地黄が含まれているので、胃腸障害が起こることがある。胃腸虚弱の人には地黄を減量して使用するか、補中益気湯、四君子湯などを用いる。
- 十全大補湯には、がん患者の倦怠感、食欲不振、貧血などの全身状態の改善と白血球減少防止作用、免疫能賦活作用がある。実験的には腫瘍増殖の抑制と生存期間の延長、がん転移の抑制などが知られている。
- 補中益気湯には、がん患者の消化機能を改善し、倦怠感、食欲不振などを改善する。免疫能賦活作用、放射線防禦作用、抗腫瘍効果がある。
- 四君子湯には、手術直後の低下した体力を改善する作用がある。

漢方医のがんの治療

- **十全大補湯**：倦怠感、食欲不振、貧血などの全身状態を改善する。
- **補中益気湯**：がん患者の消化機能を改善し、倦怠感、食欲不振などを改善する。
- **四君子湯**：手術直後の低下した体力を改善する作用がある。

Column [コラム]

がん患者に対する漢方薬の適応

1、手術後の体力回復と免疫力の増強を目的とする場合。
2、抗がん剤や放射線療法の副作用軽減を目的とする場合。
3、がんを漢方薬で直接に攻撃して治療しようとする場合。

がん

十全大補湯（じゅうぜんたいほとう）

〔目標〕①気血両虚　②易疲労　③悪性腫瘍
〔解説〕気と血の両方が虚して、易疲労、貧血、悪性腫瘍などのある時に用いる。さまざまな難病の最後の手段として用いる。アトピー性皮膚炎にも有効である。

■レセプトに記載すべき症状病名
病後の体力低下、疲労倦怠、食欲不振、寝汗、手足の冷え、貧血

[Ⅰ部の参考文献]
1）山田光胤：図説東洋医学湯液編Ⅱ,学習研究社,2000
2）山田光胤：漢方処方応用の実際,南山堂,1990
3）大塚敬節：漢方医学,創元社,1985
4）大塚敬節：症候による漢方治療の実際,南山堂,1988
5）大塚敬節,矢数道明,清水藤太郎：漢方診療医典,南山堂,1986
6）浅田宗伯：方函・口訣,燎原,1983
7）森由雄：漢方処方のしくみと服薬指導,南山堂,2006
8）森由雄：入門傷寒論,南山堂,2007

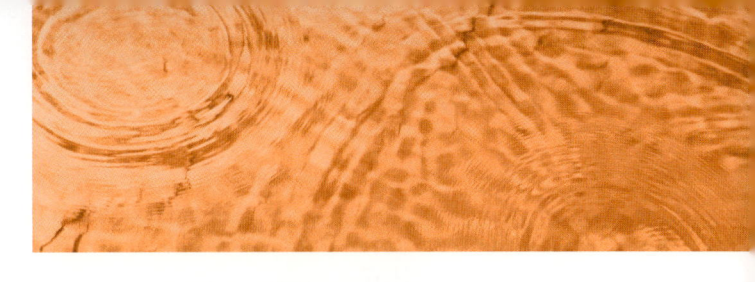

II 次に漢方の基礎理論を

　本書は、漢方薬を用いて、病名により治療するための本であるが、漢方薬にも、基礎的な理論が存在する。漢方薬は、漢方の基本的な考え方や理論に基づいて用いる時には、最大の効果を発揮する。この章では、漢方の理論的な部分について述べる。

　具体的には、漢方の診断法、特に陰陽虚実、気、血、水、四診（望診、聞診、問診、切診）、服薬法、瞑眩（めんげん）と副作用、妊婦に対する使用上の注意などについて記載されている。順を追って読み進める必要はなく、読者自身にとって必要な箇所から読み始めるとよいであろう。

　本章を読んで、物足りないという人は、もう初学者の段階を卒業しているので、さらに高いレベルの成書を読んでいただきたい。

- ■ 漢方の診断法
  ―漢方では病気をどのように考えているのか 132
- ■ 漢方の服薬について 157
- ■ 漢方の瞑眩と副作用について 159
- ■ 妊婦に対する使用上の注意 162

漢方の診断法 ―漢方では病気をどのように考えているのか

1. 陰陽虚実について 132
2. 気、血、水について 135
3. 四診について 137

1 陰陽虚実について

　漢方の診断には、特別な医療器具は用いない。病人を観て、話を聴いて、脈やお腹を診察して病気を診断する。特別な医療器具なしに病気を診断するのであるから、病気の程度を判断する「ものさし」が必要である。この「ものさし」が陰であるか陽であるか、虚証であるか実証であるかということであり、気、血、水という概念である。

　病気が陰であるか陽であるか、虚証であるか実証であるかを区別して、いったい病気が身体の中のどこにあるのか（病位）、どのような性質の病気かを判断して、漢方薬の処方を決定するのである。

陰陽について

　陰陽学説は古代の哲学思想であり、自然の事物を「陰」と「陽」の2つで認識しようとする考えである。太陽に当たる側を陽、太陽に当たらない側を陰とし、男は陽で女は陰、昼は陽で夜は陰、火は陽で水は陰である。

　陰陽という言葉は漢方医学の古典である『黄帝内経素問』と『傷寒雑病論』の中で共に用いられているが、その意味するところが異なり、日本の漢方医学と現在の中国医学でも意味するところが違う。この本では、基本的には日本漢方の立場で用語について説明する。

　まず、陰証陽証について説明する。

　陽証の患者は、活動的で、発揚性、熱性で外部に現れる傾向がある。顔は赤く、脈は浮である。陰証の患者は、静的で、沈降性、寒性で外部

に現れる傾向があまりない。

陰陽の比較

陰証	陽証
静的	活動的
寒性	熱性
外部に現れる傾向ない	外部に現れる傾向ある
沈降性	発揚性
顔色蒼白	顔色赤い

虚実について

　虚実についても、日本の漢方医学と現在の中国医学とでは意味が異なる。実証とは体力が充実した状態をいい、虚証はその反対で体力が落ち込んで弱い状態をいう。なぜ、虚実が大切なのかというと、治療に直接に関係するからである。虚証は「補剤」(体を補う薬)を用い、実証は「瀉剤」(病気を攻撃する薬)を用いるというのが漢方の治療原則である。虚証の患者に、誤って実証に与えるべき瀉剤を与えると、患者はたいへん苦しむ。実証の患者に補剤を与えると、全く効果がない。

　体格は虚実の判断に参考になるが、あくまで参考である。体格のよいがっちりとした人で、一見、実証かと思われる病人でも、腹や脈は力が無く軟弱で、虚証の場合がある。また、頑健な体格の人でも、仕事で無理を重ねて虚証に陥る場合もある。逆に色白で痩せた女性で、一見、虚証と思われる人でも、腹は充実して力があり、脈も力のある実証の場合もある。

漢方の治療原則：虚は補い、実は瀉す。

虚実の比較

	虚証	実証
状態	体力が落ち込んで弱い状態	体力が充実した状態
体格	悪い、筋肉薄い	良い、筋肉厚い
音声	低い、力がない	張りがある、力強い
治療	補剤（体を補う薬）	瀉剤（病気を攻撃する薬）

Column [コラム]

治療において虚実が最も重要

　患者を診察した時に、私たち漢方の医師が先ず考える事は、「この患者は、実証か虚証か」とういことである。例えば、急性熱病で、インフルエンザの初期（太陽病）の患者を診察した時に、まず、実証か虚証かを判定する。発汗していないで、脈が浮いていて強い（脈浮緊）の時には、実証であり、大青竜湯、麻黄湯、葛根湯が処方選択リストに挙がってくる。発汗している時は、口渇や脈の強さ、発汗の程度により桂枝二越婢一湯、桂枝麻黄各半湯、桂枝二麻黄一湯の薬を選択する。虚実を間違えて誤った薬を患者に投与すると、病状が好転することはなく、悪化する。虚実が分からない時には、虚証として薬を少量与えて患者の反応を見るのも、大切な治療手段である。

　慢性病では、「疲れやすい」「胃腸が弱い」「食欲がない」「声に力がない」「慢性の下痢がある」などの症状があれば、虚証の場合が多い。逆に、「疲れを知らない」「胃腸は丈夫である」「食欲がある」「声に力がある」「慢性便秘」などは実証の場合に多い。

　もちろん、脈の強弱、腹の腹力の強弱も重要である。

2 気、血、水について

　漢方医学は、特別な診断機器を用いることなく、医師の五感によってのみ診断する医学である。従って、漢方医学の世界では、病気の成り立ちを説明する概念として、「気」「血」「水」という独特の尺度、ものさしを考えて病気の原因を説明している。気、血、水の3つの言葉は漢方医学において、病気の原因を考える上で重要なキーワードであり、考え方である。気、血、水というと難解な印象を受けるかもしれないが、実は身近で分かりやすいものである。昔の人は、気や血や水が人の体内をめぐっていると考えて、気、血、水の流れの調和が取れていれば、健康と考え、気、血、水の流れが乱れると病気になると考えていた。

「気」について

　気とは、形がなくて働きのあるものである。気とは生きるパワーと簡単に考えてもよい。「よし、今日は、やってやるぞ」というような活力と言い換えてもよい。

　気虚とはこの「生きる活力が少なくなる状態」のことで、元気のない状態である。例えば、疲れ易い、言葉に力がない、脈にも力がない状態は、気虚という病態として理解される。

　気虚の時は、現代医学的には、「生きるエネルギーの低下した状態」である。気虚の時には、朝鮮人参を主薬とする気を補う四君子湯や補中益気湯などの漢方薬が治療に用いられる。

　気滞とは気のめぐりが悪くなった状態である。気が咽のあたりに停滞して、咽が詰まっている感じがすることがある。また、あぶった肉片が咽につかえている感じとも表現される。紫蘇葉や厚朴は気のめぐりを改善する作用があり、これらの生薬の配剤された半夏厚朴湯や香蘇散などの漢方薬が治療に用いられる。現代医学的には、うつ病、神経症やノイローゼに相当する状態であるといえる。

気の上衝とは、気のめぐりが障害されて、気が上に衝き上がって、のぼせ、ほてりの症状が起きてくることをいう。桂枝の配剤された桂枝加桂湯（煎薬）や苓桂甘棗湯（煎薬）などが用いられる。

「血」について

血とは西洋医学的でいう血液とほぼ同じと考えてよい。血の病態には「瘀血」と「血虚」がある。

瘀血とは、血液の循環障害と類似した病態と考えられる。全身を正常にめぐるべき血液が局所にうっ滞して、病的な状態になるという概念である。

瘀血の症状としては、口渇、下腹部痛、肌荒れ、皮膚のしみ、月経異常などがある。現代医学的には、血管の閉塞性病変である脳梗塞や心筋梗塞は瘀血の一種と考えられ、また、打撲、外傷、皮下出血、腫瘍、高脂血症、子宮内膜症、子宮筋腫などの疾患が瘀血に関係があると考えられている。瘀血を治療する薬は駆瘀血剤と呼ばれ、当帰芍薬散、桂枝茯苓丸、桃核承気湯などがある。

血虚とは、出血や血の生成障害により血が足りなくなった病態であり、めまいや顔面蒼白などの症状がある。四物湯が血虚の治療には用いられる。

「水」について

水とは、漢方医学では血液以外の体液のことをいい、水の異常の病態を「水毒」または「痰飲」という。

水毒は、病的な体液（血液以外の）の偏在によるものである。具体的な病態としては、浮腫、うっ血性心不全、胃下垂、腎炎、胸膜炎などがある。代表的な処方としては、五苓散や越婢加朮湯がある。

気、血、水とは
　気：形がなくて働きのあるもの。気とは生きるパワー。
　血：血液とほぼ同じ。
　水：血液以外の体液のこと。

気、血、水の病態と治療

	病態	治療薬
気虚	生きる活力が少なくなる状態のこと	四君子湯　補中益気湯
気滞	気のめぐりが悪くなった状態である	半夏厚朴湯　香蘇散
気の上衝	気が上に衝き上がること	桂枝加桂湯　苓桂甘棗湯
瘀血	血液の循環障害、血液の局所のうっ滞	桂枝茯苓丸　桃核承気湯
血虚	血が足りなくなった病態	四物湯
水毒	病的な体液偏在によるもの	五苓散　越婢加朮湯

3　四診について

　四診とは漢方医学の診察法のことで、4つの診察法の「望診」「聞診」「問診」「切診」のことを指す。

望　診

　「望診」とは、医師の肉眼で見て診断すること。例えば、顔色、体格、皮膚などを診て、栄養状態が良い（実証）とか悪い（虚証）とか、痩せて血色が悪い（虚証、陰証）とか、顔面が潮紅している（実証）、顔面が蒼白で貧血気味（虚証、陰証）などを見ることにより、病人の状態を

診断するものである。望診によって、陰陽虚実の概略を知ることができる。

直感的印象

　一見して軽症か、重症であるか、苦悶状か、まさに死に瀕しているか、意識の状態はどうかなど、大体の病態を推定し、予後などを直感的に判断する。これは漢方だけでなく、現代医学でも同じ様に重要である。

体格と姿勢

　体格については、肥満しているか、痩せているかを見る。肥満していて筋肉質の人は実証の場合が多く、痩せて、弱々しく力がない人は虚証である場合が多い。しかし、病人を見る時に、虚証と実証を判断する場合、肥満や痩せには、あまりとらわれない様にした方がよい。色白で太った体格の人は、湿や痰飲といった水毒体質の場合が多い。

　姿勢については、診察室に入って来た時に、弱々しくうつむいて入る人は、虚証のことが多い。堂々と胸を張って入室する人は実証のことが多い。また、往診の時に、身体を丸めて横になっているのは陰証で、特に少陰病証の場合がある。

皮膚の色つや等

　皮膚の血色がよい時は、実証の場合が多い。皮膚に血の気がなく青白い色をしている時は、虚証の場合が多い。顔面が赤い時は、一般に熱証、陽証の場合が多いが、陰証の場合もあることを忘れてはならない。

　次の様な経験がある。60歳代の女性が赤い顔をして、38～39度の発熱が続くといって受診した。脈は沈であり、少陰病の感冒と診断して麻黄細辛附子湯を投与して治療した。赤い顔で発熱を伴っていても、陰証であることは珍しいことではない。

舌診

舌診は、舌の形と色と苔を観察する。直感的印象として、一見して正常か、異常か、異常であるならどのような異常か、寒か熱か、水毒（すいどく）か、気虚（ききょ）か、瘀血（おけつ）かを判断する。

①舌の形

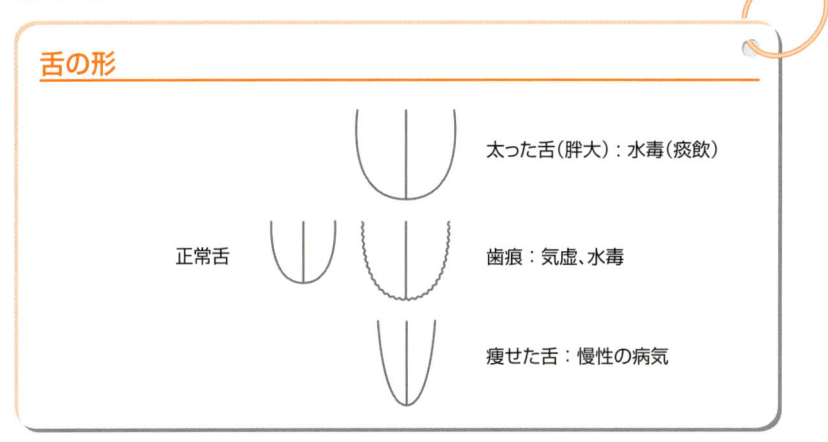

```
舌の形
```

正常舌	太った舌（胖大）：水毒（痰飲）
	歯痕：気虚、水毒
	痩せた舌：慢性の病気

　太った舌（胖大（はんだい））で腫れぼったい場合は、水毒（痰飲）と関係がある。胖（はん）とは太った、ゆたかという意味がある。

　歯痕（しこん）は、舌の辺縁部に歯の痕が見られることである。気虚や水毒の時にみられる。気虚の時には、人参（にんじん）や黄耆（おうぎ）を含む薬方を、水毒の時には、茯苓（ぶくりょう）や白朮（びゃくじゅつ）などを含む薬方を用いる。

　痩せた舌は、長期間の慢性の病気の時にみられる。

　舌診（ぜっしん）については、望診の重要な一部分を構成している。舌診は、舌と舌苔に分けて見る。舌の色が淡紅であれば正常で、赤みが強い場合は熱証（ねっしょう）であることがあり、暗い紫色は瘀血の徴候である。舌苔の色は、薄い白色は正常である。黄色は熱証であり、黒色は虚証と実証があり、他の四診の所見と合わせて判断する。舌診は例外が多く、必ず他の症状や全体の所見を考慮して診断する。舌診だけに拘泥してはならない。

②舌の色

　舌の全体に赤い色を呈する場合は、熱証の時が多い。淡白色の時は、冷えや気虚や血虚の時にみられる。舌に暗黒色や紫色の斑点が見られる場合は、瘀血の徴候である。

③舌苔

　健康人では、舌苔は無いか、あるいは薄く存在する程度である。急性熱性疾患の初期は、薄い白苔がみられる。急性熱性疾患の時に白苔が見られる場合は、少陽病という、病邪が身体の内部に侵入したことを示すので、小柴胡湯（しょうさいことう）の適応症である。
　黄色い苔は、病邪が一段と内部に侵入して陽明病（ようめいびょう）になり、大柴胡湯（だいさいことう）、大承気湯（だいじょうきとう）などの適応症である。黄色い苔は、熱や便秘がみられることがある。黒い苔は、便秘と冷えによる場合がある。水（すい）の減少では苔は見られない。

舌苔の意義

	白苔	薄いもの：感冒の初期 厚いもの：水毒（痰飲）、少陽病
	黄色	熱や便秘が存在
	黒色	便秘症：大黄の適応 冷え症：附子の適応
	無苔	水の減少

舌の色	病態
淡紅	正常
赤みが強い	熱証
暗い紫	瘀血

舌の部位ごとに臓腑と関連づける説があり、舌の尖端部は「心」と、舌の辺縁部は「肝」と舌の中心は「脾胃」と、舌根部は「腎」と関連があるとしているが、そのまま信じることはできない。参考程度の認識でよい。

聞 診

「聞診」とは嗅覚や聴覚で診断するもので、患者の声の性状や体臭、口臭などの所見を得るものである。聞診は、耳で聞く聴診と、鼻で匂いをかぐ診察法である。患者の声が、弱々しく力が無い音声の時は虚証である可能性が高い。逆に患者の声が、大きく力強い場合は実証であることが多い。

また、呼吸音が弱々しい時には、虚証の場合が多く、肺水腫などの湿性ラ音を伴い、起坐呼吸があり腹部が硬くなっているのは実証であり、木防已湯などの適応症である場合が多い。患者の口臭は胃の熱症の場合がある。

問 診

「問診」は患者の訴えを聞き、いままでの病気の経過を尋ねることである。漢方の問診は、西洋医学の問診とほぼ同じである。張景岳や陳修園らは、「十問歌」という10項目の問診項目を発表している。問診の漏れを防ぐため有用である。

「一に寒熱を問い、二に汗を問い、三に頭身を問い、四に便を問い、五に飲食を問い、六に胸を問い、七に聾、八に渇をともにまさに弁ずべし。九は脈色によって陰陽を察し、十は気味より明らかに神を見る」

この十問歌を参考にして、①病気の経過　②寒熱　③汗　④頭　⑤耳　⑥口　⑦身体　⑧飲食　⑨大便　⑩小便　⑪四肢　⑫女性の月経・妊娠を漏れなく尋ねる。

問診項目

①病気の経過 　②寒熱 　③汗 　④頭 　⑤耳 　⑥口 　⑦身体 　⑧飲食 　⑨大便 　⑩小便 　⑪四肢 　⑫女性の月経・妊娠

①病気の経過

いつ発病し、どのような経過を経て受診するに至ったのかを問う。

②寒熱

発熱があるのか、熱は無いのか、悪寒があるのか、無いのかを問う。発熱があれば、陽病であるか、陰病であるのか。手足の冷えがあるのか、冷えがあれば、陰病である可能性がある。陽病でも、身体の表面は冷えているのに身体の内部には熱が充満した、陽明病の白虎湯証（真熱仮寒）のような場合もある。悪寒の後に発熱する時は、少陽病の時にみられる（寒熱往来）。

③汗

自然な状態で発汗するのは、陽病で虚証の場合に多い。寝汗は、物質として水や血が不足した状態である。上半身の発汗に口渇などを伴えば、柴胡桂枝乾姜湯証である。

④頭

頭痛に発熱を伴う時は、急性熱性疾患に伴う場合であり、脈は浮で汗がなければ葛根湯証であり、脈は浮で汗があれば桂枝湯証である。無熱で、手足の冷え、嘔吐、首のこりなどがあれば呉茱萸湯証である。胃腸虚弱で下痢などを伴えば、桂枝人参湯証である。吐き気、口渇、尿減少などを伴えば、五苓散証である。頭が重く、めまいと胃腸虚弱を伴えば、半夏白朮天麻湯証である。瘀血の徴候があれば、桃核承気湯証も考慮す

べきである。

　めまいは、水毒や気虚や血虚、火毒などにより起こる。水毒のめまいは沢瀉湯、苓桂朮甘湯を用いる。気虚のめまいには補中益気湯、血虚のめまいには当帰芍薬散、火毒のめまいには黄連解毒湯が効果ある。

⑤耳

　難聴は、感冒に伴うのか、そうでないのかが重要である。感冒の後の一時的な聴覚障害は、胸脇苦満が見られれば柴蘇飲証（小柴胡湯と香蘇散の合方）を考慮する。加齢に伴う難聴は治療困難である。

　耳鳴りは、加齢（腎虚）、水毒、肝鬱、火毒によるものなど多くの原因があるので、原因の徴候を見つけ出すようにすべきである。

⑥口

　口渇は、咽が乾いて水を飲みたがるものである。発汗、発熱などを伴えば、白虎湯等の適応となる。口内炎などは、火毒による病気であり、黄連解毒湯の適応証の場合が多い。

⑦身体

　胸部の症状として、咳や喀痰、動悸、不整脈などの有無を尋ねる。発熱と咳などの時は感冒であり、急性熱性疾患の治療原則（傷寒論の原則）に従って治療を行う。発熱がない咳や喀痰の時には、肺熱や水毒などの症状の有無を尋ねる。

　動悸は、他の脈診などと合わせて、炙甘草湯や、発汗傾向があれば桂枝加竜骨牡蛎湯証や、胸脇苦満があれば柴胡加竜骨牡蛎湯証などを考慮する。

　胸痛は、胸壁の水毒や瘀血による場合と、胸の奥の胸痺という病気（狭心症、心筋梗塞等を指す）の場合があり、胸壁の水毒による胸痛は、清湿化痰湯証の場合がある。

　腹部の症状として、腹痛や腹部膨満などの有無を尋ねる。寒熱の徴候

に注意する。腹痛は冷たいものを摂取すると悪化するか、などを尋ねる。

⑧飲食

　胃には食物を受け入れ、消化し、十二指腸へ送り出す働きがある。脾胃の機能が障害されると腹痛、もたれる、腹部膨満などの症状が出現する。冷たい物を好んで食べるのは、熱証である。食欲が無く、少し食べても直ぐにもたれや胃部不快を覚え、食後に眠くなるのは、脾胃の虚証である。

⑨大便

　便秘、腹部膨満があり舌苔が黄色である時は、実証であり、調胃承気湯証や大承気湯証である。高齢者や大病の後の虚弱な人の便秘は虚証のことが多く、小建中湯証や大建中湯証、麻子仁丸証などがある。下痢の時には、強い腹痛や舌苔が黄色である時は、黄芩湯証のことが多い。四肢が冷えて不消化便がみられることがあれば、真武湯証や四逆湯証のことが多い。長期間にわたる下痢症の時は、虚証のことが多い。 明け方に下痢を起こすのは、五更瀉といい、腎虚の症状である。

⑩小便

　尿の色が濃いものは熱証であり、尿の色が透明であるものは寒証である。夜間の頻尿は、腎虚証である。残尿感、頻尿は通常は膀胱炎であり実証である。

⑪四肢

　四肢の冷えは寒証であり、手足がほてるのは、熱証の場合は三物黄芩湯証であり、腎虚の場合は六味地黄丸証である。急性熱性疾患の陽明病で、身体の中は熱が充満しているのに体表には寒さを感じる（真熱仮寒）白虎湯証の場合に、四肢の冷えを訴えることがある。

⑫女性の月経・妊娠

　月経が順調であるか、無月経か、妊娠か、注意深く弁別する。月経が不順である時には、胃腸虚弱、瘀血、冷えなどが原因となることがある。月経血に血塊がみられるのは、瘀血である。不妊治療、人工中絶などの情報は重要である。不妊治療で、ホルモン治療を行うと瘀血の症候がみられることがある。人工中絶も、瘀血を引き起こす原因である。

切　診

　「切診」とは、患者に直接触れて診断することである。「脈診」と「腹診」に分けることができる。脈診は、患者の脈を触れて病状を診断するものである。腹診は、腹部を触れることにより、病状を診断して処方を決める情報を得るものである。

1．脈診

①脈学総論

　脈とは何か。脈は、患者の橈骨茎状突起の内側における橈骨動脈の拍動である。脈を診る目的は何か。病気がどのような状態にあるか、漢方の用語では陰、陽、虚、実というが、病気の性質を診断するためである。『瀕湖脈学』(李時珍著)の中には、27の脈(浮、沈、遅、数、滑、渋、虚、実、長、短、洪、微、緊、緩、芤、弦、革、牢、濡、弱、散、細、伏、動、促、結、代)が記載されている。その中で重要な脈は、「浮、沈、遅、数、滑、渋」である。この浮、沈、遅、数、滑、渋の6の脈を理解し区別できれば、通常の漢方診療は十分行うことができる。

②脈診の方法

a 毎日の臨床の場で脈の訓練をする

　「浮と沈」「遅と数」「滑と渋」が脈診の基本であるので、浮、沈、遅、数、滑、渋の脈のイメージを理解し、毎日の臨床の場で自らを訓練することが大切である。

b 脈診の前に

術者の心を落ち着けること。雑念があると、正しく脈を区別することはできない。

c 脈を診る時の患者の姿勢

患者の腕を伸ばして、手掌を上に向ける。手関節背面にタオルを丸めた枕を置いて、患者の手を固定する。患者の右手に医師の左手で（患者の左手に医師の右手で）脈をみる。

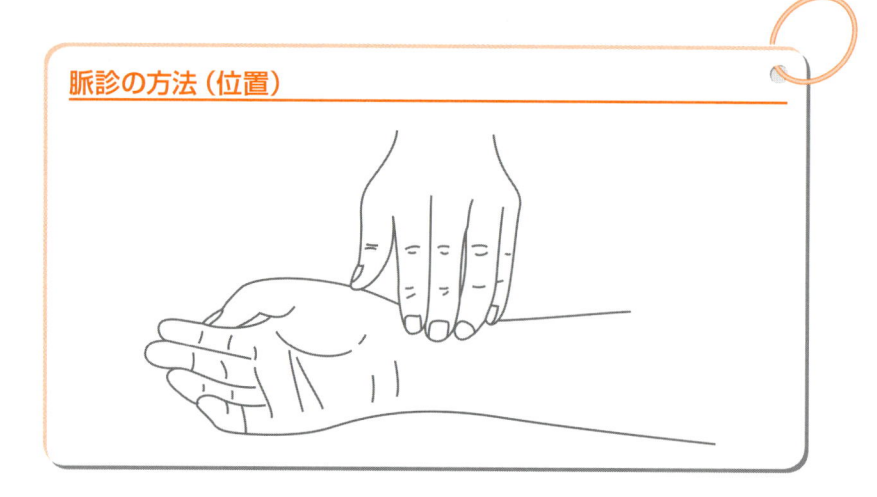

脈診の方法（位置）

d 寸関尺の診かた

実際の方法は、図のように患者の手に医師の指を置き、橈骨茎状突起の内側における橈骨動脈の拍動部位に医師の中指を触れ（関（かん）という）、より末梢部に示指を置き（寸（すん）という）、中指の近位部に薬指を最後に置く（尺（しゃく）という）。

寸、関、尺

脈は、患者の橈骨茎状突起の内側における橈骨動脈の拍動である。

e 浮取、中取、沈取について

軽く橈骨動脈に触れることを「浮取」、術者の指に強く力を入れて、術者の指が橈骨動脈を強く按じて橈骨にまで到達することを「沈取」という。浮取と沈取の中間の位置を「中取」という。

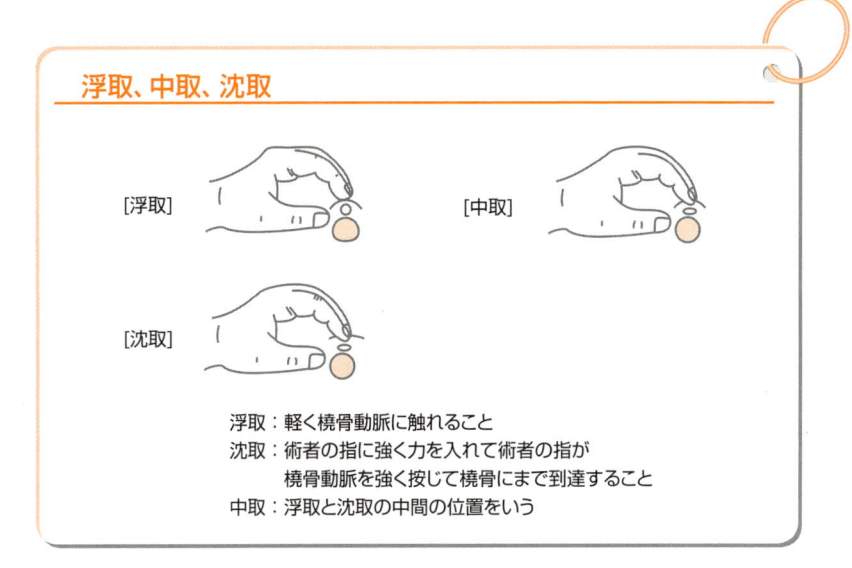

浮取、中取、沈取

[浮取]　[中取]

[沈取]

浮取：軽く橈骨動脈に触れること
沈取：術者の指に強く力を入れて術者の指が
　　　橈骨動脈を強く按じて橈骨にまで到達すること
中取：浮取と沈取の中間の位置をいう

浮脈というのは、浮取でよく脈が触れることができ、沈取では脈が触

れにくい脈をいう。ちなみに陰病で出てくる沈脈は、浮取で脈が触れにくく、沈取では脈がよく触れる脈をいう。

浮脈と沈脈

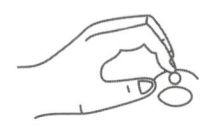

浮取　　　　　　　　　　浮脈　　　　沈脈

　　　　　　　　　　　指に強く感じる　指に弱く感じる

沈取

　　　　　　　　　　　指に弱く感じる　指に強く感じる

浮脈は、浮取でよく脈が触れることができ、沈取では脈が触れにくい脈をいう。
沈脈は、浮取で脈が触れにくく、沈取では脈がよく触れる脈をいう。

③脈診各論

最も重要な脈は、浮、沈、遅、数、滑、渋である。

重要な6の脈

1、浮脈（ふみゃく）	軽く橈骨動脈に触れてよく触れ、強く圧迫すると脈が触れにくい脈である
2、沈脈（ちんみゃく）	軽く圧迫して触れにくく、強く圧迫すると脈がよく触れる
3、遅脈（ちみゃく）	1回の吸気呼気の時間に、脈拍が3回以下のもの
4、数脈（さくみゃく）	1回の呼気吸気の時間に、脈拍が6回以上のもの
5、滑脈（かつみゃく）	玉が指の下を転がる感じの脈である
6、渋脈（じゅうみゃく）	刀で竹を削るように、脈の往来が滑らかでないもの

四診について

遅脈

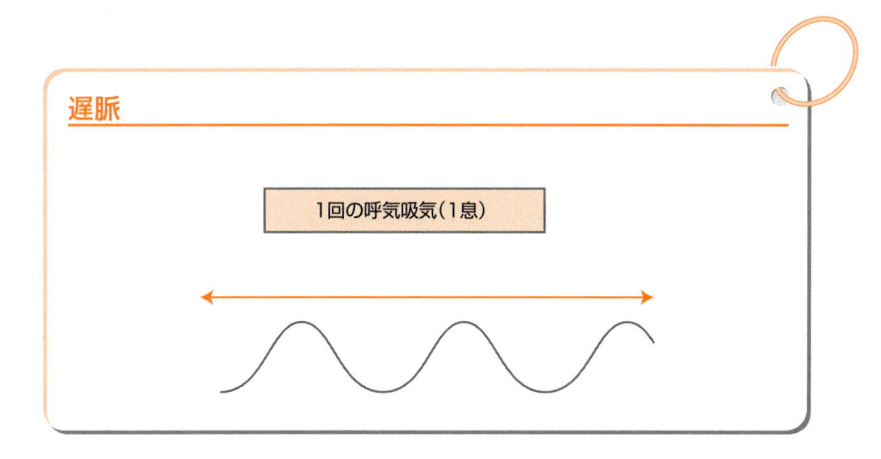

1回の呼気吸気（1息）

数脈

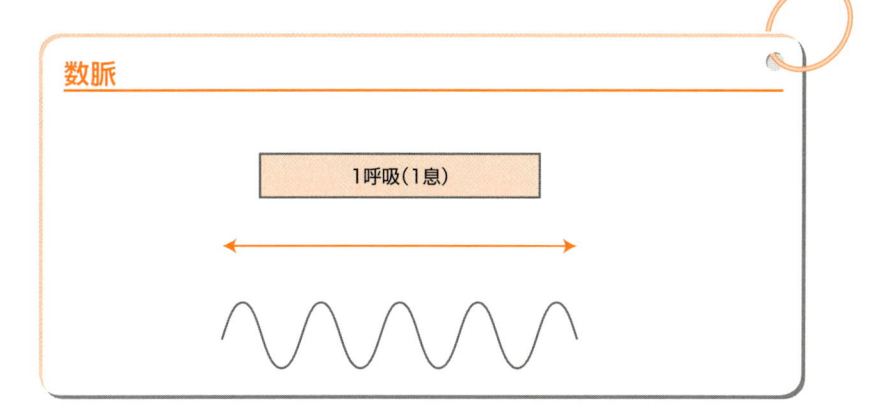

1呼吸（1息）

滑脈

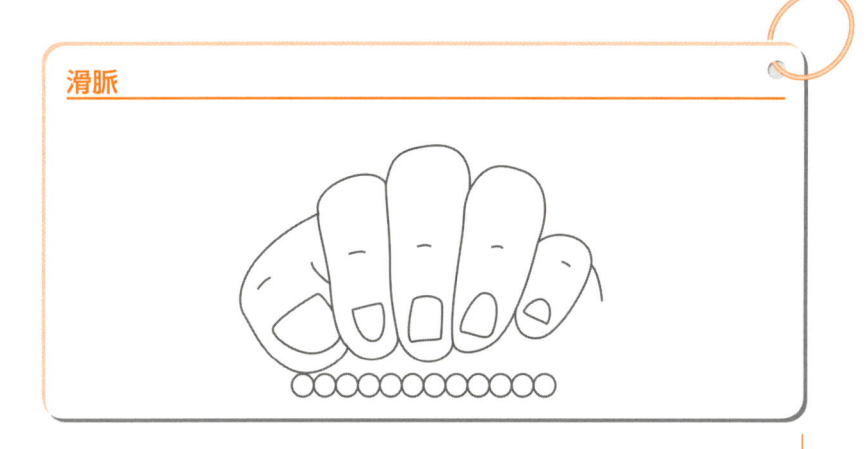

漢方の診断法

> **渋脈**

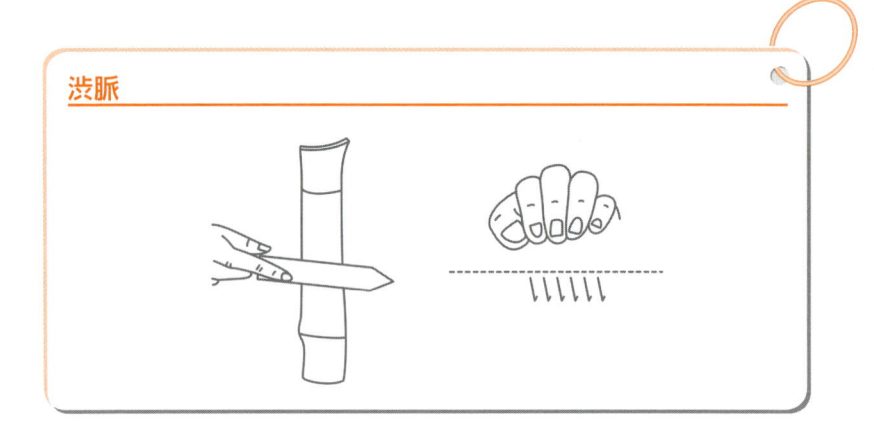

2. 腹診
①腹診総論

　日本漢方においては、腹診はたいへん重要視されており、一定の手順に従って行うことが重要である。腹診は診察術であると同時に、丁寧な柔らかな腹診によって、患者に心地好い安心感を与えることが大切である。いわば腹診は、治療の1つの手段である。「手当て」とは治療を意味する言葉であるが、まさに患者の腹部に手を当てて腹診を行うことは、診察と同時に治療をも兼ねているのである。

a 医師（術者）の精神を鎮める

　腹診にあたって重要なことは、医師（術者）の平静な精神状態を保ち、腹診に集中することである。

b 患者の姿勢

　腹診の時の患者の姿勢は大切である。患者の腹壁の自然な状態をみるために、仰臥位（あおむけの姿勢）で両上下肢を伸展させて診察する。医師は、患者の左側に位置して腹診を行う。

c 腹診の目的

　漢方の腹診の主目的は、患者の腹壁の自然状態をみることであって、腹部内臓を触診するのが目的ではない。例えば、患者が少陽病であれば、腹壁に「胸脇苦満」という腹証が投影され、太陽病の葛根湯証であれば、腹壁に「大塚の臍痛点」としての所見が現れる。また、患者が瘀血病を持っている場合は、下腹部に「瘀血の圧痛点」が現れるのである。

　例外としては、小腸や大腸の動きを腹壁を通して観察して、大建中湯の証を診断することもある。

②腹診各論

　実際の手順について、次に述べる様に、一定の順序を決めて腹診を行うことが重要である。

　撫診（なでる）→軽按診→心下臍傍診→胸脇苦満診→下腹部診→正中部診→腹壁振盪診の順序に従って腹診を行えば、まず重大な見落としをすることは少ないであろう。腹力をみて、同時に特徴的な腹証を調べていくのである。

a 心下痞鞕

　心下痞鞕は、自覚的に心窩部がつかえる症状があって、他覚的に按圧すると抵抗のあるものである。まれに、圧痛を訴えることもある。心下痞鞕には強弱があり、弱は虚証であり、強は実証である。弱い心下痞鞕（虚証）は、人参湯、六君子湯、四君子湯などを用いる目標であり、強い心下痞鞕（実証）は、半夏瀉心湯、甘草瀉心湯、生姜瀉心湯、人参湯などを用いる目標である。

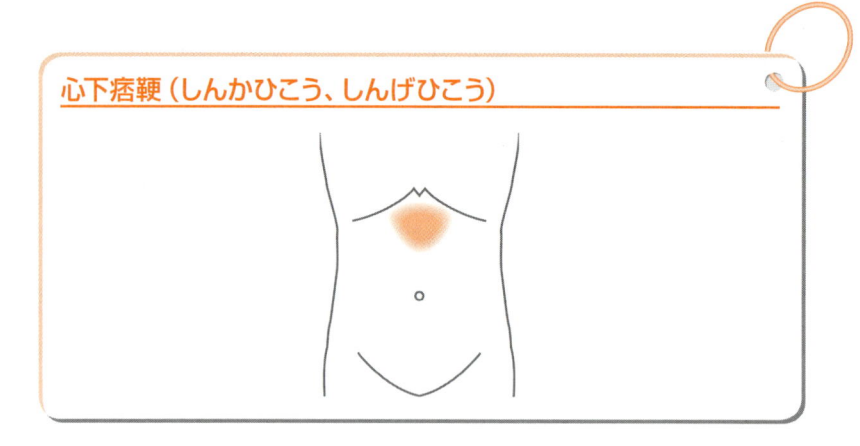

心下痞鞕（しんかひこう、しんげひこう）

b 心下痞（しんかひ）

　心下痞は、自覚的に心窩部がつかえる症状のあるものをいう。他覚的には、抵抗や圧痛はない。

c 胸脇苦満

　胸脇苦満は、左右の肋弓下を軽く按圧した時に出現する抵抗と圧痛である。胸脇苦満は、柴胡剤を使用する目標である。胸脇苦満には、虚実の別がある。

　胸脇苦満の有無を見る診察法であるが、胸脇苦満は「軽按診」で肋骨弓の下を軽く按圧する時に、すでに検出されていることが多い。

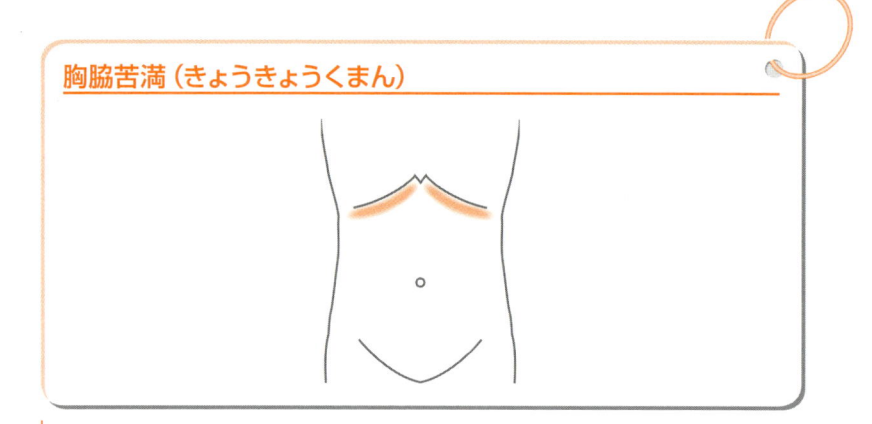

胸脇苦満（きょうきょうくまん）

片手を用いる方法：示指、中指、薬指の先の指の腹の部分で、肋弓下を横隔膜の方向に按圧する。右の肋弓下を軽く按圧し、次に左の肋弓下を軽く按圧して、左右の抵抗を比較するとよい。決して強く押してはならない。

両手を用いる方法：軽微な胸脇苦満を調べる見方で、両手の拇指を用いる方法である。左の肋弓下には術者の右拇指を当て、右の肋弓下には術者の左拇指を当てて、左右の肋弓下の抵抗や圧痛の度を比較することによって、胸脇苦満を検出する方法である。この時注意すべきことは、拇指にあまり力を入れてはならないということである。

　胸脇苦満を検出した時は、この胸脇苦満が現在問題になっている病気を反映したものか（新病）、以前罹患した病気の名残（旧病）を示すものかを判断しなければならない。
　軽微な胸脇苦満に動悸を伴い腹力が弱い時は、柴胡桂枝乾姜湯を用いる。
　軽微な胸脇苦満に振水音を伴い、腹力が弱く下腹部に瘀血の腹証がある時は、加味逍遙散を用いる。
　中等度の胸脇苦満の時は、小柴胡湯を用いる。
　中等度の胸脇苦満に動悸を伴う時は、柴胡加竜骨牡蛎湯を用いる。
　中等度の胸脇苦満に腹皮拘急を伴う時は、柴胡桂枝湯を用いる。
　強い胸脇苦満が見られる時は、大柴胡湯用いる。

d 腹皮拘急

　腹皮拘急は、腹直筋の緊張に相当する。腹直筋の緊張に、左右、上下の強弱がある。腹皮拘急は、芍薬甘草湯、小建中湯、桂枝加芍薬湯、桂枝湯などの適応証にみられる。

腹皮拘急（ふくひこうきゅう）

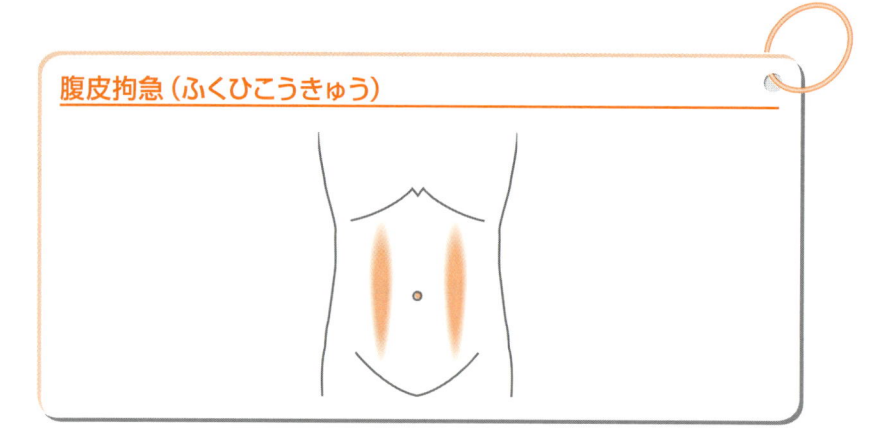

e 悸

　腹診で触知する悸（動悸）は、腹部大動脈の拍動である。悸がみられる時は、虚証の場合が多い。悸は、「気」や「水」の病症と関係が深い。悸は、桂枝甘草湯証、茯苓甘草湯証、炙甘草湯証、桂枝加竜骨牡蛎湯証、柴胡加竜骨牡蛎湯証などでみられる。

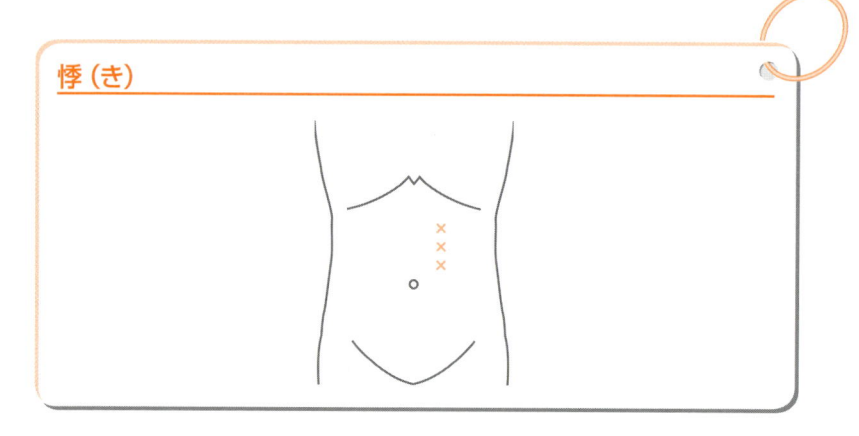

悸（き）

f 瘀血の圧痛点

　下腹部に抵抗と圧痛がみられるものが、瘀血の圧痛点である。左側の下腹部の抵抗圧痛は、当帰芍薬散、桂枝茯苓丸など適応証である。右側の下腹部（回盲部）の抵抗圧痛は、大黄牡丹皮湯、薏苡附子敗醤散、腸

癰湯などの適応証である。

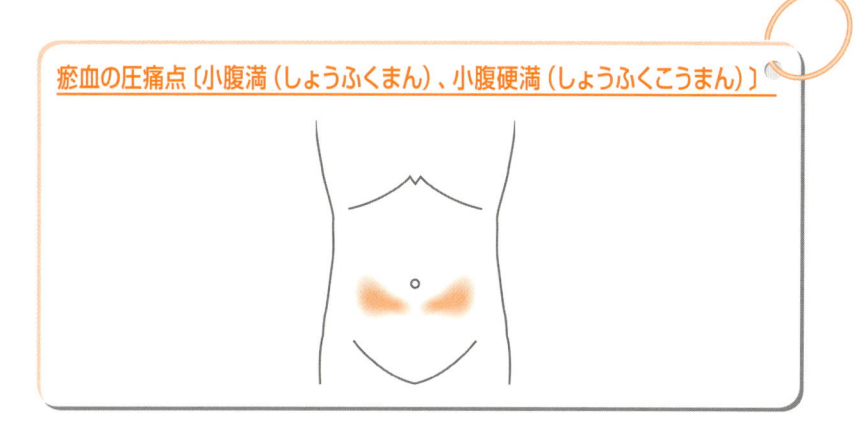

> **瘀血の圧痛点〔小腹満（しょうふくまん）、小腹硬満（しょうふくこうまん）〕**

g 臍下不仁

臍下不仁は、下腹部の正中部が軟弱無力で、按圧すると簡単に手の指が陥入してしまう腹証である。八味地黄丸の腹証である。知覚鈍麻を訴える場合もある。

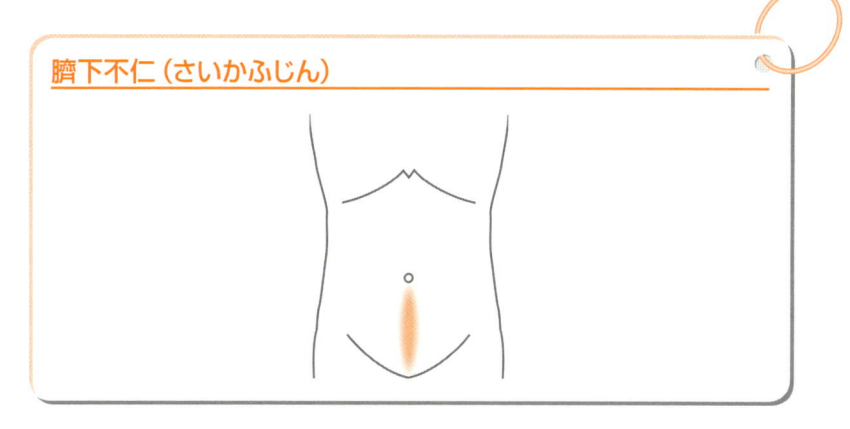

> **臍下不仁（さいかふじん）**

h 腹壁振盪診

臍傍から心下部に向かって、軽く腹壁を叩き振盪させ、振水音の有無を調べる診察法である。振水音がある時は、虚証のことが多い。

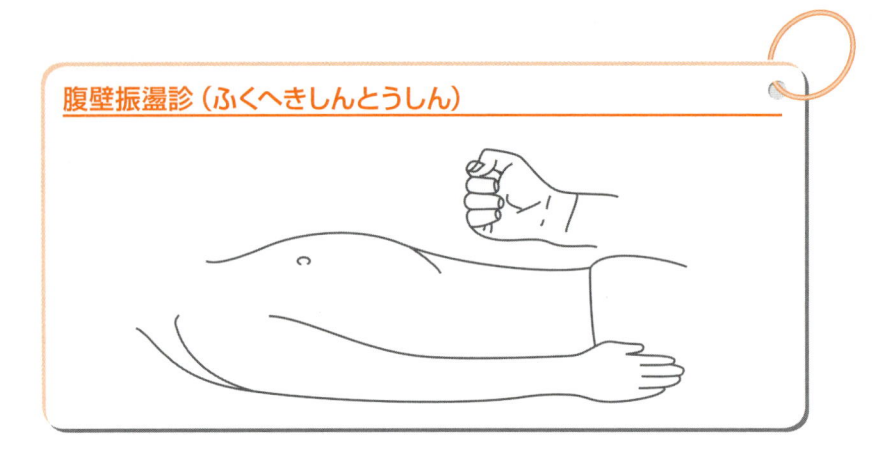

腹壁振盪診（ふくへきしんとうしん）

漢方の服薬について

エキス剤の飲み方

　エキス剤は、一般にはお湯に溶かして、煎じ薬に近い状態で服用するとよい。錠剤のエキス剤は、ぬるま湯で服用してもよい。服薬方法は、五苓散や小半夏加茯苓湯などは食前がよいが、他の漢方薬は食後服用で構わない。食前服用に拘泥して、食事をしてしまったので服薬をしないといった例がかなりあるので、コンプライアンスを高めることが大切である。

煎じ薬について

　煎じる容器は素焼きの土びんがよいが、アルマイト、耐熱ガラスやホーローの鍋でもよい。銅や鉄の鍋は、有効成分が化学変化を起こし変質することがありので、使用しないほうがよい。

　容器の中に水600ccと1日分の漢方薬を入れて（薬の袋を破って入れる）、初めから弱火で、40～50分程かけて半量に煮詰める。または、初めは強火で煮て、沸騰したら弱火にして煮る方法もある。半分位になったら、火を止めて、茶こしなどで滓を取り去って、出来上がった汁が1日分の薬である。この1日分の薬を、食間か空腹時、または食後に、2ないし3回に分けて服用するのが通常の方法である。

　胃腸の弱い人は、食後か食直後に服用を勧める。処方に、阿膠、膠飴、芒硝などが入る時は、煎じた薬液に入れて溶解させる。現在は、便利な自動煎じ器が2、3のメーカーから市販されている。

　また、煎じる時間が大切である。長時間煎じると有効成分が変化を起こすことがあり、長くても50分を超えないようにする。

　煎じた薬は、1回分を服用したら残りは冷蔵庫に入れて保存し（室温で放置すると腐敗することがあるため）、次に服用する時は電子レンジなどで温めたほうがよい。一般に、漢方薬の服用は温服がよいが、鎮嘔吐剤の小半夏加茯苓湯などは、煎じた薬を冷やして服用するのがよい。

煎じ方

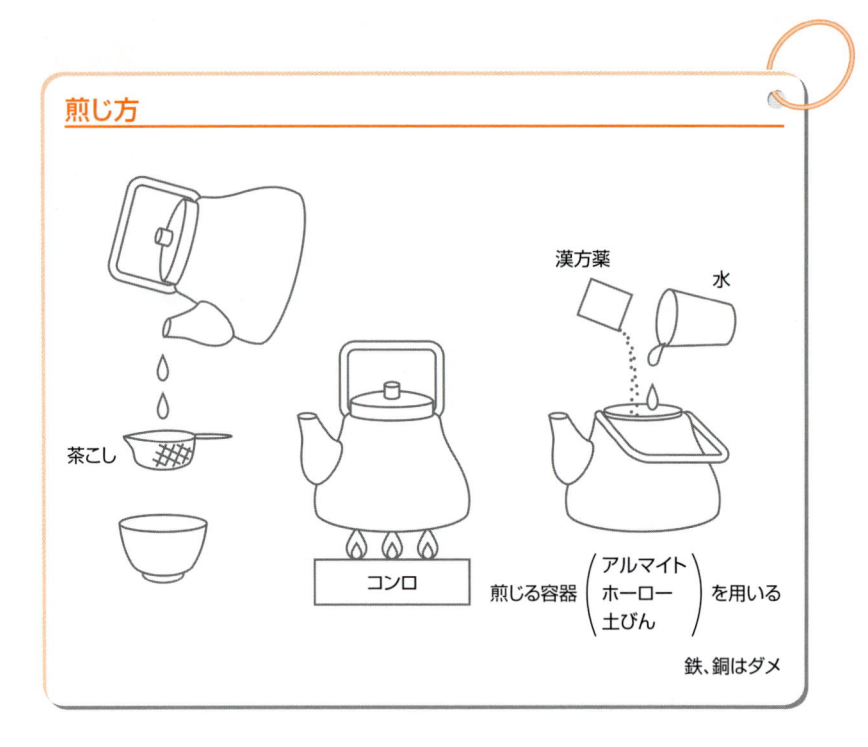

茶こし

コンロ

漢方薬　水

煎じる容器 (アルマイト / ホーロー / 土びん) を用いる

鉄、銅はダメ

漢方の瞑眩と副作用について

1、瞑眩

瞑眩とは、漢方薬を服用して病気が治癒する時に起こる、予期しない一種の反応である。漢方治療において、病気が治る時に出現する、好ましくない症状であるとも言える。例えば、ある病気で漢方薬を服用したら下痢をして、すぐに病気が治癒した場合、この下痢は瞑眩と考えられる。また、瘀血が原因である月経痛の治療に、桂枝茯苓丸を投与して、やや多めの性器出血と凝血塊の後に月経痛が治癒した時に、性器出血と凝血塊の症状は瞑眩である。

2、漢方薬の副作用

1）方剤の副作用

a．小柴胡湯

小柴胡湯の副作用として間質性肺炎が、よく知られている。小柴胡湯投与中に、咳嗽、呼吸困難、発熱などの症状が出現してきたら胸部レントゲン写真の撮影が必要である。小柴胡湯以外にも、柴胡を含む漢方薬を用いる場合には、間質性肺炎を生ずる可能性があり十分な注意が必要である。

次の場合に小柴胡湯の投与禁忌となる。

①インターフェロン製剤を投与中の患者
②肝硬変、肝がんの患者
③慢性肝炎での肝機能障害で血小板数が 10 万 /mm^3 以下の患者。

b．防風通聖散

防風通聖散は肥満治療薬として広く用いられているが、肝障害、下痢などが報告されている。（元山宏行他：日本消化器病学会雑誌 105, 1234-1239, 2008）

2）生薬の副作用

生薬の副作用として、甘草、麻黄、附子、大黄、地黄、人参がよく知られているので解説する。

a．甘草

甘草に含まれるグリチルリチンによる偽アルドステロン症が知られている。偽アルドステロン症の症状は、手足のだるさ、しびれ、こわばり、脱力感、こむら返り、筋肉痛、浮腫などがあり、低カリウム血症、高血圧などの所見がある。甘草は、たいへん多くの処方に含まれているが、甘草の量の多い処方として、炙甘草湯、芍薬甘草湯、甘草麦大棗湯などがある。これらの処方を用いる時には注意が必要である。長期間に連用すべきではない。

b．麻黄

麻黄にはエフェドリン、プソイドエフェドリンが含まれている。麻黄を含む漢方薬を、虚血性心疾患の患者に用いると狭心症や心筋梗塞を誘発する可能性があり、虚血性心疾患者には用いない。前立腺肥大症の患者には、尿閉を引き起こす可能性がある。高齢者には慎重に投与すべきである。葛根湯など麻黄を含む漢方薬を服用すると、不眠や動悸を生ずることがある。麻黄を含む漢方薬には、葛根湯、麻黄湯、越婢加朮湯、薏苡仁湯、麻杏甘石湯、小青竜湯、麻黄附子細辛湯などがある。

c．附子

附子はトリカブトの塊根であり、アコニチン、メスアコニチンなどが含まれており、猛毒である。漢方薬として用いる附子は減毒処理してあり、適応症状を誤らなければ中毒を起こすことはない。冷え症、陰証などに用いる限り、副作用はないと考えてよい。

煎薬において附子を使用する時は、1日量0.5gから開始して、1～2週間毎に0.4g～0.5gずつ増量し、冷えが改善したり疼痛が改善するま

で、6g 程度まで増量する。附子のエキス剤でも 1 日量 0.5g から開始して、徐々に増量して 3g 程度を限度として用いている。附子を含む漢方薬には、桂枝加朮附湯、桂枝加苓朮附湯、桂枝芍薬知母湯、牛車腎気丸、八味地黄丸、真武湯、大防風湯、麻黄附子細辛湯などがある。

附子中毒の症状として、附子を摂取してから 10 〜 15 分で初発症状（口や咽の灼熱感、しびれ、四肢末端のしびれ、酩酊状態、動悸、めまい）などが出現する。次に中期症状（嘔吐、よだれ、嚥下困難、脱力感、起立不能）、末期症状（血圧低下、呼吸停止、心停止）が起こる。

d．大黄

大黄は、アントラキノン類やセンノサイドが含まれている。腹痛、下痢を引き起こす。

大黄を含む処方としては、三黄瀉心湯、潤腸湯、大黄甘草湯、大柴胡湯、大黄牡丹皮湯、桃核承気湯、麻子仁丸、防風通聖散などがある。

e．地黄

地黄によって、胃のもたれや食欲不振などの胃腸障害が引き起こされることがある。地黄を含む処方としては、八味地黄丸、牛車腎気丸、潤腸湯、炙甘草湯、芎帰膠艾湯、当帰飲子、人参養栄湯、温清飲、大防風湯、消風散、十全大補湯などがある。

f．人参

人参の摂取により血圧の上昇が見られることがある。人参の含む処方としては、四君子湯、六君子湯、補中益気湯、十全大補湯、小柴胡湯、清心蓮子飲などがある。

妊婦に対する使用上の注意

　胎児に対して悪影響を与えたり、流産を引き起したりする漢方薬が知られている。毒性が強い生薬には、巴豆、牽牛子、大戟、斑蝥、商陸、甘遂、芫花、麝香、三稜、莪朮、水蛭、虻虫などがあり、妊婦に使用することは禁忌である。これらの生薬は、通常のエキス剤には含まれていない。

　また、禁忌ではないが慎重に用いるべき薬物として、桃仁、紅花、大黄、枳実、附子、乾姜、肉桂、冬葵子などがある。下剤や駆瘀血剤の使用は慎重に行うべきである。妊婦には、強い作用の下剤や強力な駆瘀血剤は用いるべきではない。

妊婦に禁忌の漢方薬

巴豆、牽牛子、大戟、斑蝥、商陸、甘遂、芫花、麝香、三稜、莪朮、水蛭、虻虫

妊婦に慎重に投与すべき漢方薬

桃仁、紅花、大黄、冬葵子、附子、乾姜、肉桂、枳実

［Ⅱ部の参考文献］
1) 山田光胤：漢方の診察と治療・基礎編, 谷口書店, 1995
2) 北側勲他：生薬学第 6 版, 広川書店, 2003
3) 李時珍：瀕湖脈学, 学苑出版社, 北京, 2005
3) 長谷川弥人他：臨床医の漢方治療指針, メジカルビュー社, 1999
4) 神戸中医学研究会訳・編：漢薬の臨床応用, 医歯薬出版, 1992
5) 森由雄：漢方処方のしくみと服薬指導, 南山堂, 2006

処方集

● 生薬構成は、ツムラ漢方製剤エキス顆粒（医療用）に拠った。

あ

安中散 桂皮 4.0g、延胡索 3.0g、牡蛎 3.0g、茴香 1.5g、甘草 1.0g、縮砂 1.0g、良姜 0.5g
胃苓湯 厚朴 2.5g、蒼朮 2.5g、沢瀉 2.5g、猪苓 2.5g、陳皮 2.5g、白朮 2.5g、茯苓 2.5g、桂皮 2.0g、生姜 1.5g、大棗 1.5g、甘草 1.0g
茵蔯蒿湯 茵蔯蒿 4.0g、山梔子 3.0g、大黄 1.0g
茵蔯五苓散 沢瀉 6.0g、蒼朮 4.5g、猪苓 4.5g、茯苓 4.5g、茵蔯蒿 4.0g、桂皮 2.5g
温経湯 麦門冬 4.0g、半夏 4.0g、当帰 3.0g、甘草 2.0g、桂皮 2.0g、芍薬 2.0g、川芎 2.0g、人参 2.0g、牡丹皮 2.0g、呉茱萸 1.0g、生姜 1.0g、阿膠 2.0g
温清飲 地黄 3.0g、芍薬 3.0g、川芎 3.0g、当帰 3.0g、黄芩 1.5g、黄柏 1.5g、黄連 1.5g、山梔子 1.5g
越婢加朮湯 石膏 8.0g、麻黄 6.0g、蒼朮 4.0g、大棗 3.0g、甘草 2.0g、生姜 1.0g
黄耆建中湯 芍薬 6.0g、黄耆 4.0g、桂皮 4.0g、大棗 4.0g、甘草 2.0g、生姜 1.0g
黄連解毒湯 黄芩 3.0g、黄連 2.0g、山梔子 2.0g、黄柏 1.5g
黄連湯 半夏 6.0g、黄連 3.0g、乾姜 3.0g、甘草 3.0g、桂皮 3.0g、大棗 3.0g、人参 3.0g
乙字湯 当帰 6.0g、柴胡 5.0g、黄芩 3.0g、甘草 2.0g、升麻 1.0g、大黄 0.5g

か

葛根湯 葛根 4.0g、大棗 3.0g、麻黄 3.0g、甘草 2.0g、桂皮 2.0g、芍薬 2.0g、生姜 2.0g
葛根湯加川芎辛夷 葛根 4.0g、大棗 3.0g、麻黄 3.0g、甘草 2.0g、桂皮 2.0g、芍薬 2.0g、辛夷 2.0g、川芎 2.0g、生姜 1.0g
加味帰脾湯 黄耆 3.0g、柴胡 3.0g、酸棗仁 3.0g、蒼朮 3.0g、人参 3.0g、茯苓 3.0g、遠志 2.0g、山梔子 2.0g、大棗 2.0g、当帰 2.0g、甘草 1.0g、生姜 1.0g、木香 1.0g、竜眼肉 3.0g
加味逍遙散 柴胡 3.0g、芍薬 3.0g、蒼朮 3.0g、当帰 3.0g、茯苓 3.0g、山梔子 2.0g、牡丹皮 2.0g、甘草 1.5g、生姜 1.0g、薄荷 1.0g
甘麦大棗湯 大棗 6.0g、甘草 5.0g、小麦 20.0g
桔梗湯 甘草 3.0g、桔梗 2.0g
帰脾湯 黄耆 3.0g、酸棗仁 3.0g、人参 3.0g、白朮 3.0g、茯苓 3.0g、遠志 2.0g、大棗 2.0g、当帰 2.0g、甘草 1.0g、生姜 1.0g、木香 1.0g、竜眼肉 3.0g

芎帰膠艾湯 地黄 5.0g、芍薬 4.0g、当帰 4.0g、甘草 3.0g、川芎 3.0g、阿膠 3.0g、艾葉 3.0g

荊芥連翹湯 黄芩 1.5g、黄柏 1.5g、黄連 1.5g、桔梗 1.5g、枳実 1.5g、荊芥 1.5g、柴胡 1.5g、山梔子 1.5g、地黄 1.5g、芍薬 1.5g、川芎 1.5g、当帰 1.5g、薄荷 1.5g、白芷 1.5g、防風 1.5g、連翹 1.5g、甘草 1.0g

桂枝加芍薬大黄湯 芍薬 6.0g、桂皮 4.0g、大棗 4.0g、甘草 2.0g、大黄 2.0g、生姜 1.0g

桂枝加芍薬湯 芍薬 6.0g、桂皮 4.0g、大棗 4.0g、甘草 2.0g、生姜 1.0g

桂枝加朮附湯 桂皮 4.0g、芍薬 4.0g、蒼朮 4.0g、大棗 4.0g、甘草 2.0g、生姜 1.0g、附子 0.5g

桂枝加竜骨牡蛎湯 桂皮 4.0g、芍薬 4.0g、大棗 4.0g、牡蛎 3.0g、竜骨 3.0g、甘草 2.0g、生姜 1.5g

桂枝湯 桂皮 4.0g、芍薬 4.0g、大棗 4.0g、甘草 2.0g、生姜 1.5g

桂枝人参湯 桂皮 4.0g、甘草 3.0g、蒼朮 3.0g、人参 3.0g、乾姜 2.0g

桂枝茯苓丸 桂皮 3.0g、芍薬 3.0g、桃仁 3.0g、茯苓 3.0g、牡丹皮 3.0g

桂枝茯苓丸加薏苡仁 薏苡仁 10.0g、桂皮 4.0g、芍薬 4.0g、桃仁 4.0g、茯苓 4.0g、牡丹皮 4.0g

啓脾湯 蒼朮 4.0g、茯苓 4.0g、山薬 3.0g、人参 3.0g、蓮肉 3.0g、山楂子 2.0g、沢瀉 2.0g、陳皮 2.0g、甘草 1.0g

香蘇散 香附子 4.0g、蘇葉 2.0g、陳皮 2.0g、甘草 1.5g、生姜 1.0g

五虎湯 石膏 10.0g、杏仁 4.0g、麻黄 4.0g、桑白皮 3.0g、甘草 2.0g

五積散 蒼朮 3.0g、陳皮 2.0g、当帰 2.0g、半夏 2.0g、茯苓 2.0g、甘草 1.0g、桔梗 1.0g、枳実 1.0g、桂皮 1.0g、厚朴 1.0g、芍薬 1.0g、生姜 1.0g、川芎 1.0g、大棗 1.0g、白芷 1.0g、麻黄 1.0g

牛車腎気丸 地黄 5.0g、牛膝 3.0g、山茱萸 3.0g、山薬 3.0g、車前子 3.0g、沢瀉 3.0g、茯苓 3.0g、牡丹皮 3.0g、桂皮 1.0g、附子 1.0g

呉茱萸湯 大棗 4.0g、呉茱萸 3.0g、人参 2.0g、生姜 1.5g

五淋散 茯苓 6.0g、黄芩 3.0g、甘草 3.0g、地黄 3.0g、車前子 3.0g、沢瀉 3.0g、当帰 3.0g、木通 3.0g、山梔子 2.0g、芍薬 2.0g、滑石 3.0g

五苓散 沢瀉 4.0g、蒼朮 3.0g、猪苓 3.0g、茯苓 3.0g、桂皮 1.5g

さ

柴陥湯 柴胡 5.0g、半夏 5.0g、黄芩 3.0g、大棗 3.0g、人参 2.0g、黄連 1.5g、甘草 1.5g、生姜 1.0g、括楼仁 3.0g

柴胡加竜骨牡蛎湯 柴胡 5.0g、半夏 4.0g、桂皮 3.0g、茯苓 3.0g、黄芩 2.5g、大棗 2.5g

人参 2.5g、牡蛎 2.5g、竜骨 2.5g、生姜 1.0g

柴胡桂枝乾姜湯 柴胡 6.0g、黄芩 3.0g、栝楼根 3.0g、桂皮 3.0g、牡蛎 3.0g、乾姜 2.0g、甘草 2.0g

柴胡桂枝湯 柴胡 5.0g、半夏 4.0g、黄芩 2.0g、甘草 2.0g、桂皮 2.0g、芍薬 2.0g、大棗 2.0g、人参 2.0g、生姜 1.0g

柴胡清肝湯 柴胡 2.0g、黄芩 1.5g、黄柏 1.5g、黄連 1.5g、栝楼根 1.5g、甘草 1.5g、桔梗 1.5g、牛蒡子 1.5g、山梔子 1.5g、地黄 1.5g、芍薬 1.5g、川芎 1.5g、当帰 1.5g、薄荷 1.5g、連翹 1.5g

柴朴湯 柴胡 7.0g、半夏 5.0g、茯苓 5.0g、黄芩 3.0g、厚朴 3.0g、大棗 3.0g、人参 3.0g、甘草 2.0g、蘇葉 2.0g、生姜 1.0g

柴苓湯 柴胡 7.0g、沢瀉 5.0g、半夏 5.0g、黄芩 3.0g、蒼朮 3.0g、大棗 3.0g、猪苓 3.0g、人参 3.0g、茯苓 3.0g、甘草 2.0g、桂皮 2.0g、生姜 1.0g

三黄瀉心湯 黄芩 3.0g、黄連 3.0g、大黄 3.0g

酸棗仁湯 酸棗仁 10.0g、茯苓 5.0g、川芎 3.0g、知母 3.0g、甘草 1.0g

三物黄芩湯 地黄 6.0g、黄芩 3.0g、苦参 3.0g

滋陰降火湯 蒼朮 3.0g、地黄 2.5g、芍薬 2.5g、陳皮 2.5g、天門冬 2.5g、当帰 2.5g、麦門冬 2.5g、黄柏 1.5g、甘草 1.5g、知母 1.5g

滋陰至宝湯 香附子 3.0g、柴胡 3.0g、地骨皮 3.0g、芍薬 3.0g、知母 3.0g、陳皮 3.0g、当帰 3.0g、麦門冬 3.0g、白朮 3.0g、茯苓 3.0g、貝母 2.0g、甘草 1.0g、薄荷 1.0g

四逆散 柴胡 5.0g、芍薬 4.0g、枳実 2.0g、甘草 1.5g

四君子湯 蒼朮 4.0g、人参 4.0g、茯苓 4.0g、甘草 1.0g、生姜 1.0g、大棗 1.0g

七物降下湯 芍薬 4.0g、当帰 4.0g、黄耆 3.0g、地黄 3.0g、川芎 3.0g、釣藤鈎 3.0g、黄柏 2.0g

四物湯 地黄 3.0g、芍薬 3.0g、川芎 3.0g、当帰 3.0g

炙甘草湯 地黄 6.0g、麦門冬 6.0g、桂皮 3.0g、大棗 3.0g、人参 3.0g、麻子仁 3.0g、生姜 1.0g、炙甘草 3.0g、阿膠 2.0g

芍薬甘草湯 甘草 6.0g、芍薬 6.0g

十全大補湯 黄耆 3.0g、桂皮 3.0g、地黄 3.0g、芍薬 3.0g、川芎 3.0g、蒼朮 3.0g、当帰 3.0g、人参 3.0g、茯苓 3.0g、甘草 1.5g

十味敗毒湯 桔梗 3.0g、柴胡 3.0g、川芎 3.0g、茯苓 3.0g、独活 1.5g、防風 1.5g、甘草 1.0g、荊芥 1.0g、生姜 1.0g、樸樕 3.0g

潤腸湯 地黄 6.0g、当帰 3.0g、黄芩 2.0g、枳実 2.0g、杏仁 2.0g、厚朴 2.0g、大黄 2.0g、桃仁 2.0g、麻子仁 2.0g、甘草 1.5g

小建中湯 芍薬 6.0g、桂皮 4.0g、大棗 4.0g、甘草 2.0g、生姜 1.0g

小柴胡湯 柴胡 7.0g、半夏 5.0g、黄芩 3.0g、大棗 3.0g、人参 3.0g、甘草 2.0g、生姜 1.0g

小柴胡湯加桔梗石膏 石膏 10.0g、柴胡 7.0g、半夏 5.0g、黄芩 3.0g、桔梗 3.0g、大棗 3.0g、人参 3.0g、甘草 2.0g、生姜 1.0g

小青竜湯 半夏 6.0g、乾姜 3.0g、甘草 3.0g、桂皮 3.0g、五味子 3.0g、細辛 3.0g、芍薬 3.0g、麻黄 3.0g

小半夏加茯苓湯 半夏 6.0g、茯苓 5.0g、生姜 1.5g

消風散 石膏 3.0g、地黄 3.0g、当帰 3.0g、牛蒡子 2.0g、蒼朮 2.0g、防風 2.0g、木通 2.0g、知母 1.5g、甘草 1.0g、苦参 1.0g、荊芥 1.0g、胡麻 1.5g、蝉退 1.0g

升麻葛根湯 葛根 5.0g、芍薬 3.0g、升麻 2.0g、甘草 1.5g、生姜 0.5g

辛夷清肺湯 石膏 5.0g、麦門冬 5.0g、黄芩 3.0g、山梔子 3.0g、知母 3.0g、百合 3.0g、辛夷 2.0g、枇杷葉 2.0g、升麻 1.0g

参蘇飲 半夏 3.0g、茯苓 3.0g、葛根 2.0g、桔梗 2.0g、前胡 2.0g、陳皮 2.0g、大棗 1.5g、人参 1.5g、甘草 1.0g、枳実 1.0g、蘇葉 1.0g、生姜 0.5g

神秘湯 麻黄 5.0g、杏仁 4.0g、厚朴 3.0g、陳皮 2.5g、甘草 2.0g、柴胡 2.0g、蘇葉 1.5g

真武湯 茯苓 4.0g、芍薬 3.0g、蒼朮 3.0g、生姜 1.5g、附子 0.5g

清上防風湯 黄芩 2.5g、桔梗 2.5g、山梔子 2.5g、川芎 2.5g、浜防風 2.5g、白芷 2.5g、連翹 2.5g、黄連 1.0g、甘草 1.0g、枳実 1.0g、荊芥 1.0g、薄荷 1.0g

清暑益気湯 蒼朮 3.5g、人参 3.5g、麦門冬 3.5g、黄耆 3.0g、陳皮 3.0g、当帰 3.0g、黄柏 1.0g、甘草 1.0g、五味子 1.0g

清心蓮子飲 麦門冬 4.0g、茯苓 4.0g、蓮肉 4.0g、黄芩 3.0g、車前子 3.0g、人参 3.0g、黄耆 2.0g、地骨皮 2.0g、甘草 1.5g

清肺湯 当帰 3.0g、麦門冬 3.0g、茯苓 3.0g、黄芩 2.0g、桔梗 2.0g、杏仁 2.0g、山梔子 2.0g、桑白皮 2.0g、大棗 2.0g、陳皮 2.0g、天門冬 2.0g、貝母 2.0g、甘草 1.0g、五味子 1.0g、生姜 1.0g、竹茹 2.0g

川芎茶調散 香附子 4.0g、川芎 3.0g、羌活 2.0g、荊芥 2.0g、薄荷 2.0g、白芷 2.0g、防風 2.0g、甘草 1.5g、茶葉 1.5g

疎経活血湯 芍薬 2.5g、地黄 2.0g、川芎 2.0g、蒼朮 2.0g、当帰 2.0g、桃仁 2.0g、茯苓 2.0g、威霊仙 1.5g、羌活 1.5g、牛膝 1.5g、陳皮 1.5g、防已 1.5g、防風 1.5g、竜胆 1.5g、甘草 1.0g、白芷 1.0g、生姜 0.5g

た

大黄甘草湯 大黄 4.0g、甘草 2.0g

大黄牡丹皮湯 冬瓜子6.0g、桃仁4.0g、牡丹皮4.0g、大黄2.0g、芒硝1.8g

大建中湯 乾姜5.0g、人参3.0g、山椒2.0g

大柴胡湯 柴胡6.0g、半夏4.0g、黄芩3.0g、芍薬3.0g、大棗3.0g、枳実2.0g、生姜1.0g、大黄1.0g

大承気湯 厚朴5.0g、枳実3.0g、大黄2.0g、芒硝1.3g

大防風湯 黄耆3.0g、地黄3.0g、芍薬3.0g、蒼朮3.0g、当帰3.0g、杜仲3.0g、防風3.0g、川芎2.0g、甘草1.5g、羌活1.5g、牛膝1.5g、大棗1.5g、人参1.5g、乾姜1.0g、附子1.0g

竹筎温胆湯 半夏5.0g、柴胡3.0g、麦門冬3.0g、茯苓3.0g、桔梗2.0g、枳実2.0g、香附子2.0g、陳皮2.0g、黄連1.0g、甘草1.0g、生姜1.0g、人参1.0g、竹筎3.0g

治打撲一方 桂皮3.0g、川芎3.0g、川骨3.0g、甘草1.5g、大黄1.0g、丁子1.0g、樸樕3.0g

治頭瘡一方 川芎3.0g、蒼朮3.0g、連翹3.0g、忍冬2.0g、防風2.0g、甘草1.0g、荊芥1.0g、紅花1.0g、大黄0.5g

調胃承気湯 大黄2.0g、甘草1.0g、芒硝0.5g

釣藤散 石膏5.0g、釣藤鈎3.0g、陳皮3.0g、麦門冬3.0g、半夏3.0g、茯苓3.0g、菊花2.0g、人参2.0g、防風2.0g、甘草1.0g、生姜1.0g

猪苓湯 沢瀉3.0g、猪苓3.0g、茯苓3.0g、阿膠3.0g、滑石3.0g

猪苓湯合四物湯 地黄3.0g、芍薬3.0g、川芎3.0g、沢瀉3.0g、猪苓3.0g、当帰3.0g、茯苓3.0g、阿膠3.0g、滑石3.0g

通導散 枳実3.0g、大黄3.0g、当帰3.0g、甘草2.0g、紅花2.0g、厚朴2.0g、蘇木2.0g、陳皮2.0g、木通2.0g、芒硝1.8g

桃核承気湯 桃仁5.0g、桂皮4.0g、大黄3.0g、甘草1.5g、芒硝0.9g

当帰飲子 当帰5.0g、地黄4.0g、蒺藜子3.0g、芍薬3.0g、川芎3.0g、防風3.0g、何首烏2.0g、黄耆1.5g、荊芥1.5g、甘草1.0g

当帰建中湯 芍薬5.0g、桂皮4.0g、大棗4.0g、当帰4.0g、甘草2.0g、生姜1.0g

当帰四逆加呉茱萸生姜湯 大棗5.0g、桂皮3.0g、芍薬3.0g、当帰3.0g、木通3.0g、甘草2.0g、呉茱萸2.0g、細辛2.0g、生姜1.0g

当帰芍薬散 芍薬4.0g、蒼朮4.0g、沢瀉4.0g、茯苓4.0g、川芎3.0g、当帰3.0g

当帰湯 当帰5.0g、半夏5.0g、桂皮3.0g、厚朴3.0g、芍薬3.0g、人参3.0g、黄耆1.5g、乾姜1.5g、山椒1.5g、甘草1.0g

な

二朮湯 半夏4.0g、蒼朮3.0g、威霊仙2.5g、黄芩2.5g、香附子2.5g、陳皮2.5g、白朮2.5g、

茯苓 2.5g、甘草 1.0g、生姜 1.0g、天南星 2.5g、和羌活 2.5g

二陳湯（にちんとう） 半夏 5.0g、茯苓 5.0g、陳皮 4.0g、甘草 1.0g、生姜 1.0g

女神散（にょしんさん） 香附子 3.0g、川芎 3.0g、蒼朮 3.0g、当帰 3.0g、黄芩 2.0g、桂皮 2.0g、人参 2.0g、檳榔子 2.0g、黄連 1.0g、甘草 1.0g、丁子 1.0g、木香 1.0g

人参湯（にんじんとう） 乾姜 3.0g、甘草 3.0g、蒼朮 3.0g、人参 3.0g

人参養栄湯（にんじんようえいとう） 地黄 4.0g、当帰 4.0g、白朮 4.0g、茯苓 4.0g、人参 3.0g、桂皮 2.5g、遠志 2.0g、芍薬 2.0g、陳皮 2.0g、黄耆 1.5g、甘草 1.0g、五味子 1.0g

は

排膿散及湯（はいのうさんきゅうとう） 桔梗 4.0g、甘草 3.0g、枳実 3.0g、芍薬 3.0g、大棗 3.0g、生姜 1.0g

麦門冬湯（ばくもんどうとう） 麦門冬 10.0g、半夏 5.0g、大棗 3.0g、甘草 2.0g、人参 2.0g、粳米 5.0g

八味地黄丸（はちみじおうがん） 地黄 6.0g、山茱萸 3.0g、山薬 3.0g、沢瀉 3.0g、茯苓 3.0g、牡丹皮 2.5g、桂皮 1.0g、附子 0.5g

半夏厚朴湯（はんげこうぼくとう） 半夏 6.0g、茯苓 5.0g、厚朴 3.0g、蘇葉 2.0g、生姜 1.0g

半夏瀉心湯（はんげしゃしんとう） 半夏 5.0g、黄芩 2.5g、乾姜 2.5g、甘草 2.5g、大棗 2.5g、人参 2.5g、黄連 1.0g

半夏白朮天麻湯（はんげびゃくじゅつてんまとう） 陳皮 3.0g、半夏 3.0g、白朮 3.0g、茯苓 3.0g、天麻 2.0g、黄耆 1.5g、沢瀉 1.5g、人参 1.5g、黄柏 1.0g、乾姜 1.0g、生姜 0.5g、麦芽 2.0g

白虎加人参湯（びゃっこかにんじんとう） 石膏 15.0g、知母 5.0g、甘草 2.0g、人参 1.5g、粳米 8.0g

茯苓飲（ぶくりょういん） 茯苓 5.0g、蒼朮 4.0g、陳皮 3.0g、人参 3.0g、枳実 1.5g、生姜 1.0g

茯苓飲合半夏厚朴湯（ぶくりょういんごうはんげこうぼくとう） 半夏 6.0g、茯苓 5.0g、蒼朮 4.0g、厚朴 3.0g、陳皮 3.0g、人参 3.0g、蘇葉 2.0g、枳実 1.5g、生姜 1.0g

平胃散（へいいさん） 蒼朮 4.0g、厚朴 3.0g、陳皮 3.0g、大棗 2.0g、甘草 1.0g、生姜 0.5g

防已黄耆湯（ぼういおうぎとう） 黄耆 5.0g、防已 5.0g、蒼朮 3.0g、大棗 3.0g、甘草 1.5g、生姜 1.0g

防風通聖散（ぼうふうつうしょうさん） 黄芩 2.0g、甘草 2.0g、桔梗 2.0g、石膏 2.0g、白朮 2.0g、大黄 1.5g、荊芥 1.2g、山梔子 1.2g、芍薬 1.2g、川芎 1.2g、当帰 1.2g、薄荷 1.2g、防風 1.2g、麻黄 1.2g、連翹 1.2g、生姜 0.3g、滑石 3.0g、芒硝 0.7g

補中益気湯（ほちゅうえっきとう） 黄耆 4.0g、蒼朮 4.0g、人参 4.0g、当帰 3.0g、柴胡 2.0g、大棗 2.0g、陳皮 2.0g、甘草 1.5g、升麻 1.0g、生姜 0.5g

ま

麻黄湯（まおうとう） 杏仁 5.0g、麻黄 5.0g、桂皮 4.0g、甘草 1.5g

麻黄附子細辛湯（まおうぶしさいしんとう） 麻黄 4.0g、細辛 3.0g、附子 1.0g

麻杏甘石湯（まきょうかんせきとう） 石膏 10.0g、杏仁 4.0g、麻黄 4.0g、甘草 2.0g

麻杏薏甘湯 薏苡仁 10.0g、麻黄 4.0g、杏仁 3.0g、甘草 2.0g
麻子仁丸 麻子仁 5.0g、大黄 4.0g、枳実 2.0g、杏仁 2.0g、厚朴 2.0g、芍薬 2.0g
木防已湯 石膏 10.0g、防已 4.0g、桂皮 3.0g、人参 3.0g

や

薏苡仁湯 薏苡仁 8.0g、蒼朮 4.0g、当帰 4.0g、麻黄 4.0g、桂皮 3.0g、芍薬 3.0g、甘草 2.0g
抑肝散 蒼朮 4.0g、茯苓 4.0g、川芎 3.0g、釣藤鈎 3.0g、当帰 3.0g、柴胡 2.0g、甘草 1.5g
抑肝散加陳皮半夏 半夏 5.0g、蒼朮 4.0g、茯苓 4.0g、川芎 3.0g、釣藤鈎 3.0g、陳皮 3.0g、当帰 3.0g、柴胡 2.0g、甘草 1.5g

ら

六君子湯 蒼朮 4.0g、人参 4.0g、半夏 4.0g、茯苓 4.0g、大棗 2.0g、陳皮 2.0g、甘草 1.0g、生姜 0.5g
立効散 細辛 2.0g、升麻 2.0g、防風 2.0g、甘草 1.5g、竜胆 1.0g
竜胆瀉肝湯 地黄 5.0g、当帰 5.0g、木通 5.0g、黄芩 3.0g、車前子 3.0g、沢瀉 3.0g、甘草 1.0g、山梔子 1.0g、竜胆 1.0g
苓甘姜味辛夏仁湯 杏仁 4.0g、半夏 4.0g、茯苓 4.0g、五味子 3.0g、乾姜 2.0g、甘草 2.0g、細辛 2.0g
苓姜朮甘湯 茯苓 6.0g、乾姜 3.0g、白朮 3.0g、甘草 2.0g
苓桂朮甘湯 茯苓 6.0g、桂皮 4.0g、蒼朮 3.0g、甘草 2.0g
六味丸 地黄 5.0g、山茱萸 3.0g、山薬 3.0g、沢瀉 3.0g、茯苓 3.0g、牡丹皮 3.0g

処方索引

● **色字数字**は「処方解説」の掲載ページを示す。**黒字数字**は処方例として掲載のページを示す。

あ

安中散 21, 22, **23**
茵蔯蒿湯 30, **31**, 112, 119
茵蔯五苓散 31
温清飲 54, 109
温胆湯加酸棗仁黄連 87
越婢加朮湯 15, 65, 74, 93, 95, 98, 109, 121
黄耆建中湯 72, 80
黄芩湯 7
黄連解毒湯 19, 20, **21**, 22, 29, 36, 38, 41, 55, 69, 77, 84, 87, 90, 91
黄連湯 22
乙字湯 123, 124, **125**
乙字湯加人参 124

か

葛根湯 2, 4, **6**, 14, 15, 64, 65, 67, 68, 93
葛根湯加川芎辛夷 74, 75
加味帰脾湯 54, 55, **56**, 84, 85
加味逍遙散 33, 81, 83, **84**, 85, 87, 91, 100, 101, 106
甘草湯 20, 124
甘麦大棗湯 89
帰脾湯 53, **54**
芎帰膠艾湯 29, 124
桂姜棗草黄辛附湯 13
桂枝加黄耆湯 108, 109, **110**, 112, 115, 119, 122
桂枝加厚朴杏仁湯 10
桂枝加芍薬大黄湯 26
桂枝加芍薬湯 24, 25, **26**, 29
桂枝加朮附湯 55, 65, 68, **69**, 71, 93, 95, 97, 98, 106
桂枝加竜骨牡蛎湯 44, 91, 116, 117, **118**, 125, 126

桂枝甘草湯 44
桂枝芍薬知母湯 98
桂枝湯 4, 13, 15
桂枝二越婢一湯 15
桂枝人参湯 66
桂枝茯苓丸 60, 62, 101, 102, 104, 105, 106, **107**, 127
桂枝茯苓丸加薏苡仁 113, 116
香蘇散 4, 80, 81, **82**, 112
牛車腎気丸 58
呉茱萸湯 35, 36, **37**, 65, 66
五淋散 51
五苓散 7, **8**, 47, 48, 66, 121, 122

さ

柴陥湯 12
柴胡加竜骨牡蛎湯 43, 84, 85, 87, 89, 91, 117, 126
柴胡桂枝湯 24, 36, 37, 38, **39**, 55, 59, 60, 88, 89, 112
柴芍六君子湯 60
柴苓湯 48, 58, 79, **80**
三黄瀉心湯 36, 41, 126
酸棗仁湯 86, 87, **88**
滋陰至宝湯 13
紫雲膏 116, 124
四逆散 38
四君子湯 34, 58, 128
七物降下湯 40, 41, **42**
四物湯 54
炙甘草湯 42, 43, **44**
芍薬甘草湯 70, 71, 99
芍甘黄辛附湯 70
十全大補湯 54, 109, 127, 128, **129**
十味剉散 93

十味敗毒湯 (じゅうみはいどくとう) *111, **112**, 114, 115, 119*	は
小建中湯 (しょうけんちゅうとう) *38*	麦門冬湯 (ばくもんどうとう) *12*
小柴胡湯 (しょうさいことう) *10, 15, 31, 32, **33**, 48, 60, 80, 81, 116, 117*	八味地黄丸 (はちみじおうがん) *48, 51, 60*
小青竜湯 (しょうせいりゅうとう) *8, 9, 10, **11**, 73, 74*	半夏厚朴湯 (はんげこうぼくとう) *10, 84, 85*
辛夷清肺湯 (しんいせいはいとう) *75*	半夏瀉心湯 (はんげしゃしんとう) *20, 24, 27, 36*
真武湯 (しんぶとう) *26, 27, **28**, 29, 77, 106, 112, 120, 122*	半夏白朮天麻湯 (はんげびゃくじゅつてんまとう) *66*
清上防風湯 (せいじょうぼうふうとう) *112, 113, **114***	白虎加人参湯 (びゃっこかにんじんとう) *126*
清心蓮子飲 (せいしんれんしいん) *49, 51*	白虎湯 (びゃっことう) *109*
清肺湯 (せいはいとう) *11, 12, **13***	茯苓杏仁甘草湯 (ぶくりょうきょうにんかんぞうとう) *46*
千金内托散 (せんきんないたくさん) *113*	附子湯 (ぶしとう) *93*
増損木防已湯 (ぞうそんもくぼういとう) *46*	防已黄耆湯 (ぼういおうぎとう) *62, 94, 95, **96***
続命湯 (ぞくめいとう) *58, 68, 69*	防風通聖散 (ぼうふうつうしょうさん) *60, 61, 62, **63**, 75, 113*
た	補中益気湯 (ほちゅうえっきとう) *31, 33, 75, 77, 124, 128*
大黄牡丹皮湯 (だいおうぼたんぴとう) *50, 124*	ま
大建中湯 (だいけんちゅうとう) *26, 28, 29, 52*	麻黄湯 (まおうとう) *4, 13, 14, 15, **16***
大柴胡湯 (だいさいことう) *10, 31, 32, 41, 60, 62, 75, 80, 81, 112, 113, 117, 121, 124*	麻黄甘草湯 (まおうかんぞうとう) *10*
大承気湯 (だいじょうきとう) *72*	麻黄附子細辛湯 (まおうぶしさいしんとう) *2, 4, 6, **7**, 13, 15, 65, 66, 70, 71, 73, 74*
大青竜湯 (だいせいりゅうとう) *14, 15*	麻杏甘石湯 (まきょうかんせきとう) *10, 15, 58, 68, 69*
沢瀉湯 (たくしゃとう) *77, 78*	麻杏薏甘湯 (まきょうよくかんとう) *98, 115, **116***
治打撲一方 (ぢだぼくいっぽう) *126, **127***	木防已湯 (もくぼういとう) *45, **46***
調胃承気湯 (ちょういじょうきとう) *112*	や
猪苓湯 (ちょれいとう) *48, **49**, 50, 51, 52*	薏苡仁湯 (よくいにんとう) *98*
猪苓湯合四物湯 (ちょれいとうごうしもつとう) *52*	抑肝散 (よくかんさん) *71, **72**, 87, 91*
桃核承気湯 (とうかくじょうきとう) *50, 62, 66, 91, 126*	ら
当帰飲子 (とうきいんし) *118, **119***	六君子湯 (りっくんしとう) *20, 23, **24**, 31, 34, 60, 102*
当帰建中湯 (とうきけんちゅうとう) *26, 38, 71, 102, 103, **104***	竜胆瀉肝湯 (りゅうたんしゃかんとう) *49, 52*
当帰四逆加呉茱萸生姜湯 (とうきしぎゃくかごしゅゆしょうきょうとう) *71, 106, 119, **120***	苓甘姜味辛夏仁湯 (りょうかんきょうみしんげにんとう) *10, 74*
当帰芍薬散 (とうきしゃくやくさん) *48, 77, 101, 102, **103**, 104, 106, 113*	苓桂朮甘湯 (りょうけいじゅつかんとう) *54, 76, 77, **78***
当帰芍薬散加薏苡仁 (とうきしゃくやくさんかよくいにん) *116*	
な	
二朮湯 (にじゅつとう) *92, **93***	
女神散 (にょしんさん) *101*	
人参湯 (にんじんとう) *27, 29, 38, 54, 57, 58, **59**, 68, 69, 77*	
人参養栄湯 (にんじんようえいとう) *33, 34, **35***	

> 著者紹介

森　由雄（もり　よしお）

森クリニック院長

略歴

1981年横浜市立大学医学部卒業。1983年同大学医学部内科学第2講座入局。1988年同大学医学部病理学第2講座研究生。1991年森クリニック開業。2000年医学博士（横浜市立大学）、東京大学大学院医学系研究科生体防御機能学講座診療医。2003年～横浜市立大学附属市民総合医療センター漢方外来担当。2007年～横浜市立大学医学部非常勤講師。

著書

「症例から学ぶ傷寒論講義」（たにぐち書店、2004 年）、「漢方処方のしくみと服薬指導」（南山堂、2006年）、「入門　傷寒論」（南山堂、2007 年）、「入門　金匱要略」（南山堂、2010 年）、「初学者のための漢方入門」（源草社、2010年）、「神農本草経解説」（源草社、2011年）ほか

臨床医のための 漢方診療ハンドブック

2010年5月31日　第1版第1刷発行
2012年7月20日　第1版第2刷発行

著　者	森　由雄
発行者	倉井和彦
発　行	日経メディカル開発
発　売	日経BPマーケティング
	〒108-8646
	東京都港区白金1-17-3　NBFプラチナタワー
	電話（03）6811-8200
	http://ec.nikkeibp.co.jp
装丁	川原祐一／有限会社 グラフィックス・プラス
制作	朝日メディアインターナショナル株式会社
印刷・製本	図書印刷株式会社

ISBN　978-4-931400-58-0

本書の無断複写・複製（コピー等）は著作権法上の例外を除き、禁じられています。購入者以外の第三者による電子データ化及び電子書籍化は、私的使用を含め一切認められておりません。